心不全の再発を防ぐ

心臓リハビリテーション

中村治夫
NAKAMURA HARUO

幻冬舎MC

心臓リハビリテーション

心不全の再発を防ぐ

はじめに

日本では今、心不全の患者数が年々増え続けています。日本循環器学会専門医誌の発表によると、１９９０年に初めて10万人を突破して以来、２０２０年に約１２０万人となり、２０３０年には１３０万人に達すると推測されています。

心不全は再発・再入院率が非常に高く、治療をしたあともきちんと観察する必要のある病気です。以前は心臓の負担を減らすために、治療後は運動を控えて安静にしていなければいけないといわれていましたが、現在では、安静にすることがかえって運動機能の弱体化につながると考えられており、運動療法による心臓リハビリが重要視されています。

しかし実際は、心臓リハビリや治療後の生活について指導できる医師が不足しており、予後に適切な処置を受けられていない心不全患者が数多くいるのです。

私は、日本心臓リハビリテーション学会が認定する心臓リハビリテーション指導士です。大阪でクリニックを開院し、心不全の再発やそれによる再入院で悩む患者に対して心臓リハビリの指導をしています。

リハビリというと手や足などの骨格筋を中心とした筋肉負荷が広く知られていますが、心臓（心筋）に対して負荷をかけるリハビリもあります。心筋は鍛えられないと思われがちですが、リハビリによって心臓の運動機能に働きかけることで、症状の悪化を予防することができるのです。

心臓リハビリは主に歩行などの有酸素運動と、筋肉の萎縮を防ぐ程度の軽い筋力トレーニングが中心になります。ただし、心疾患患者ができる運動量には個人差があるため、心拍数などを計測しきちんと運動量を管理できる環境が重要です。そのため、近所のクリニックでやり方だけ教わって自分でやってみるというわけにはいかず、それが心臓リハビリの認知度が上がらない原因の一つです。激しい運動を止められた心疾患患者にも、心臓の機能を回復させる手段が残されているという認識がもっと広がれば、心臓リハビリの取り組みはさらに普及するはずです。

本書では、心臓リハビリのやり方や効果などについて分かりやすく解説しています。また、心臓リハビリを提供する施設が近くにない場合でも、心臓をなるべく元気な状態で保つために日常生活で取り組めることをいくつかまとめて実践できるようにしました。

心不全は完治することのない恐ろしい病気ですが、「心臓は鍛えられる」ということをより多くの患者に知ってもらい、予後を前向きで明るく過ごすきっかけになれば幸いです。

目次

第2章 心不全の再発を予防する

「心臓リハビリ」が長期予後の改善を実現

第3章 徐々に負荷をかけて運動機能を向上させる

心臓リハビリの具体的なトレーニング方法

第4章 食事、睡眠、健康管理……

整った生活習慣が心臓リハビリの効果を最大化させる

第5章

再発リスクを徹底的に抑える

「心臓リハビリ」で運動機能を高め、諦めない人生を――

第1章

「退院したら終わり」ではない！

心不全患者が知っておくべき退院後の再発リスク

心不全という治らない病気

２０２０年の日本における心不全患者数は、約１２０万人と推定されています。この人数は現在の日本の総人口から考えれば、およそ１００人に１人が心不全を患っている、ということになります。

しかも、心不全は高齢になるほど罹患率が高くなります。アメリカで行われた研究によれば、50代での慢性心不全の発症率は１％であるのに対し、80歳以上では、10％であることが分かっており、高齢者の病気ともいえるのです。

日本は世界に例を見ないスピードで高齢化が進んでおり、それに比例して心不全の患者数も急増しています。

日本心臓財団のホームページを見ると、心不全を新規に発症した患者数は、１９５０年には5万人を下回っていました。それが総人口における高齢者（65歳以上）の割合の増加に伴って年々右肩上がりに増加し、高齢者の割合が10％を超えた１９９０年には10万人を突破しています。その後もさらに増え続けており、２０３０年には35万人に到達するだろ

我が国における新規発症心不全の推移

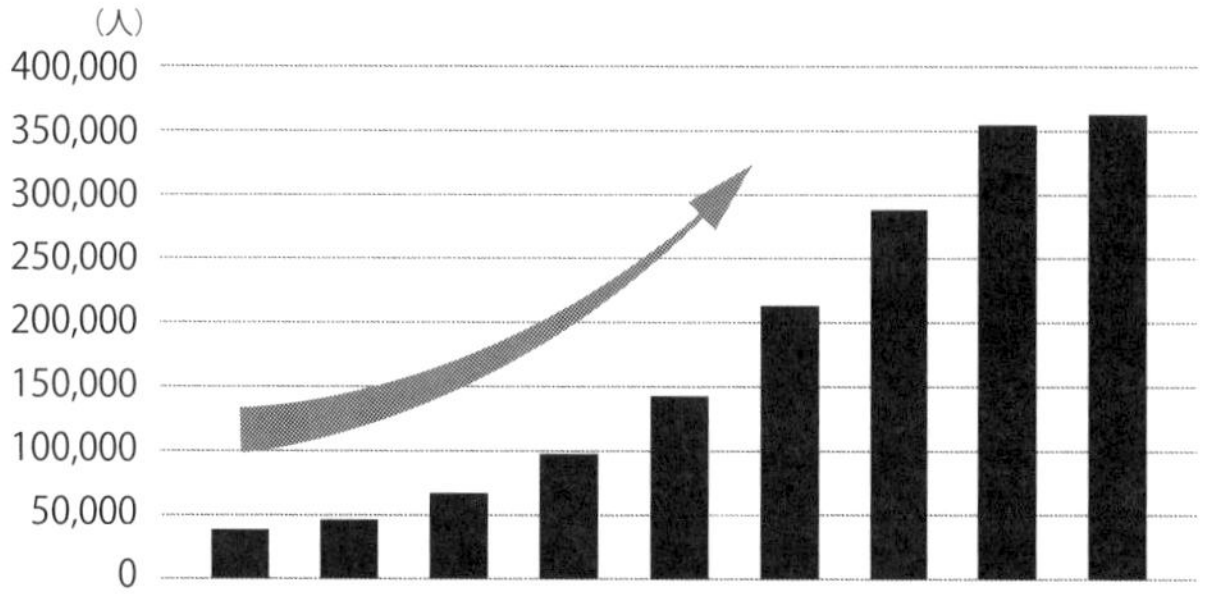

年	1950	1960	1970	1980	1990	2000	2010	2020	2030	
高齢者*の割合	4.9	5.7	7.1	9.1	12.1	17.4	23.0	29.1	31.6	(%)
総人口	83.2	93.4	103.7	117.1	123.6	126.9	128.1	124.1	116.6	(百万人)

*65 歳以上
出典：Shimokawa H et al. Eur J Heart Fail 2015;17:884-892（一部改変）

うと予測されています。日本において、心不全の患者数を減らすことが重要な課題であることは間違いありません。

高齢者の増加に比例して心不全に罹患する人口が増える理由は、その病気の特性によります。簡単にいえば「加齢や病気が原因で、心臓の動きが悪くなってしまった状態」となります。

心臓は、血液を全身に送り出したり、全身から集められた血液を肺へ送り出したりする臓器です。心臓が活動を停止することは、人間の「死」を意味するほど、人体にとっては非常に重要な役割を果たしています。

心臓は筋肉でできており、自らの力で拍動を続けることで、足のつま先から脳のてっぺんまで満遍なく血液を送り続けています。心臓は握りこぶしより小さい卵形をしていて、重さは成人で２５０〜３００グラムといわれています。

それくらい小さい臓器である心臓は、24時間３６５日、年中無休で拍動を続けています。若いときには元気いっぱいに血液を送り出していた心臓が、加齢や病気で動きが悪くなると、血液を送り出す力が弱くなり、全身の血流不全を起こしてしまいます。

この「血液を送り出す力が弱くなっている状態」が心不全です。心臓はちょうどポンプのような役割をしていて、心臓の一部が収縮することで血液が送り出されます。しかし歳を取ると、このポンプ機能が衰えてしまい、１回の拍動で送り出される血液量が低下してしまいます。

血液が全身へ送られなくなれば、全身の血液循環が滞ってしまい、動悸や息切れなどの症状を招きます。悪化すると激しい呼吸困難や全身のむくみ、咳き込みなどが起こり、ひどい場合には顔面や手足が真っ青になったり、重症化して意識が朦朧《もうろう》としたりします。

慢性化すれば日常的に呼吸困難、息切れ、咳き込みなどが起こり、何をしても疲れやすく、手足が冷えたり、むくみが生じたりします。治療をせずに放置すれば心臓はどんどん弱くなり、症状が悪化してやがては死に至ります。心不全は、がんよりタチが悪いといわれており、最も重症度が高くなると、適切な治療を受けなければ、2年以内に50％が亡くなるといわれています。

しかし、こうした心不全の怖さはほとんど知られていません。

心不全はあまり珍しくない病気ですし、芸能人や著名人の訃報を知らせるニュースで「死因は心不全」と報道されることもよくあります。そのため、心不全といえばよくある病気なのだと聞き流してしまい、あまり深刻に考えない人も少なくありません。

心不全は、放っておいて自然治癒する病気ではありません。たとえ、病院で適切な治療を行ったとしても、いったん動きが悪くなってしまった心臓を若い頃と同じくらい元気にすることは困難ですから、治療は「それ以上悪化させない」ということに目的が置かれます。

心不全は治らない——まずは、この事実をしっかり抑えておきたいと思います。

退院後もつきまとう再発のリスク

心不全の怖いところは、たとえ一度病院で治療を受けて退院しても、その後の適切な治療や健康管理を怠ると再入院となるかもしれない、という点です。死亡率が高いだけではなく、再発し再入院する確率も高いのが心不全です。

心不全を発症すると、入院と退院を繰り返すことになります。心不全を発症して入院すると、入院のたびに1段階ずつ全身の状態が悪化するとされています。決して、入院前の状態まで回復することはありません。

入院して治療後、良くなったから退院する、また心不全が再発したので入院して治療をする……ということを何度も繰り返すたび、少しずつ全身の状態は悪くなっていきます。心臓の働きだけでなく、腎臓など他の臓器も働きを失っていき、やがて、死を迎えることになります。

研究によれば、日本の心不全患者全体の院内死亡率（入院中に死亡する確率）は約8％

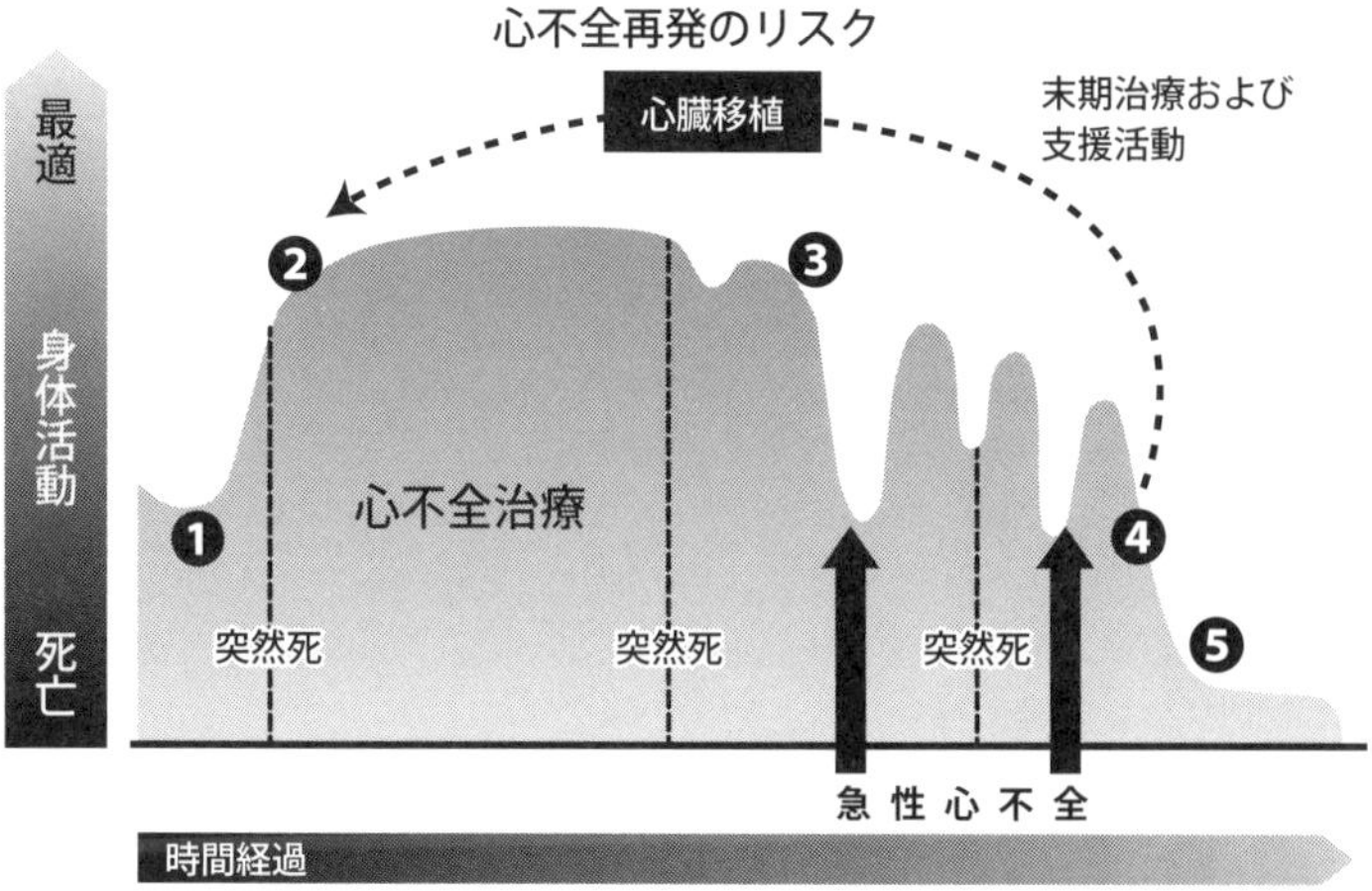

出典：Goodlin SJ. J Am Coll Cardiol 2009;54:386-96（一部改変）

① 心不全の症状が出現し、心不全治療を開始する
② 心不全の初期治療により心機能がある一定状態で安定し持続する
③ 慢性心不全の急性憎悪・軽快を繰り返しながら徐々に心機能が低下する
④ 難治性心不全
⑤ 終末期緩和医療

であり、再入院率は、退院後6か月で27％、1年後は35％という高い数字であることが明らかになっています。

なぜ、これだけ再入院率が高いのかというと、心不全は実にさまざまな要因によって発症するからです。心不全の一因である加齢は誰にも等しく訪れるものですが、それだけですべての人が心不全になるわけではありません。つまり、加齢以外にも私たちの生活の至るところに心不全を発症させる地雷が埋め込まれているといっても過言ではないのです。

加齢に続いて大きな要因がその他の心疾患です。例えば心筋梗塞や心臓弁膜症、心筋炎など、心臓の病気が原因となって起きるケースは少なくありません。

これらの疾患を発症すると、心臓の働きが弱くなってしまいます。しかし、心臓が全身へ血液を送り出さなければ、人間は生きていくことができないため、心臓は一生懸命頑張って血液を送り出そうとします。その結果、心臓の筋肉に大きな負担がかかり、心不全がどんどん悪化してしまいます。

また、塩分の取り過ぎや動脈硬化などが原因となって起こる高血圧も、心不全の主な要因です。

血圧が高いということは、動脈の内側の壁にかかる圧力が高いということです。いってみれば、消防車から出た高圧の水をゴムホースを使って水撒きをしているようなもので、その状態が長く続けば、いつの間にかゴムは劣化し、ホースがぼろぼろになってしまいます。

血管もそれと同じで、血圧が高い状態で絶えず血液が送り出されていれば、血管はどんどん硬くなり、弾力性を失ってしまいます。そうなれば、心臓はもっと強く収縮して血液を送り出さなければならなくなってしまうため、ますます悪くなってしまいます。

心不全同様、高血圧も日本の高齢者医療において大きな課題となっている疾患です。厚生労働省が２０１９年に行った「国民健康・栄養調査」によると、日本では成人男性の３人に１人、成人女性の４人に１人が高血圧に該当するとされています。50代以上の男性で見れば、半数以上が高血圧です。こうした事実を踏まえると、高齢になればなるほど高血圧が進行し、それに伴って心不全の発症率も高まるという現実が見えてきます。

高血圧の主な原因は、当然ながら日頃の食生活や運動習慣です。塩分の取り過ぎや運動不足に原因があるのですから、高血圧を改善するにはそれらを改めるしかありません。

しかし、日本で高血圧患者が一向に減少しない理由はここにあります。長年、慣れ親しんだ食生活を改めるのは、多くの人にとって不快なのです。しかも、高血圧にははっきりとした自覚症状がありません。いつの間にか忍び寄り、心不全をはじめとした疾患を引き起こして命を奪ってしまいます。高血圧が「サイレントキラー（沈黙の殺人者）」といわれているのはそのためです。

生活習慣を改めなければ高血圧のリスクは減りませんし、心不全の再発リスクも当然ながら下がりません。心不全は再発率が高い、恐ろしい病気といわれるのには、きちんとした理由があるのです。

糖尿病と心不全を合併すると死亡率は10倍

心不全との関連が指摘されているのは、高血圧だけではありません。糖尿病や脂質異常症、肥満、メタボリックシンドローム、慢性腎臓病など、さまざまな要素が心不全を引き起こすと考えられています。

例えば糖尿病になると、血糖値が高い状態が長く続いてしまいます。そうすると血管の壁に傷がつき、それによって血管の壁は厚くなり、動脈硬化を引き起こしてしまいます。動脈硬化が起きると血流が阻害されてしまうため、ますます心臓に負担がかかり、結果として心不全につながってしまうというわけです。

さらに恐ろしいことに、糖尿病と心不全が合併した場合には、心不全を発症した患者の死亡率は心不全を発症しなかった糖尿病患者より10倍以上も高く、生存率が低いことが明らかになっているのです。

糖尿病と同様に、肥満やメタボリックシンドロームも心臓に大きな負担をかけるという理由から、心不全の引き金になります。肥満で体が大きい人も、小柄で痩せ型の人も、心臓の大きさやポンプの強さはそれほど変わりません。肥満で体が大きいから、心臓も大きくて強いというわけではないのです。そう考えれば、肥満やメタボリックシンドロームがどれだけ心臓に負荷をかけるか、容易に想像がつくと思います。

それから、慢性腎不全と心不全には密接な関係があります。腎臓の役割は、汚れた血液をろ過し、尿を作ることです。しかし、腎不全になってこの働きが弱まると、尿を作ることができなくなり、体内に余計な水分が蓄積されてしまいます。

体内の水分量が増加すれば、血液量も増えることになりますから、心臓にとってはますます大きな負担となります。心不全が進行することで腎臓を含めた臓器への血流低下も起こり、さらに腎不全が進行します。実際のところ、腎臓病と心不全を同時に発症している人は少なくありません。特に、高齢者になるほどそのような傾向が強く見られます。

このように、心不全には多くの要因が複雑に絡んでいます。特に現在の日本では、高血圧、肥満、メタボリックシンドロームのいずれも患者数の増加が指摘されており、こうした事実だけを見ても、心不全患者が増えていることは理解できます。

キーポイントは「いかに再発を予防するか」

現在、日本では心不全の患者が急増し、再発数も増えています。しかも入院中に死亡する患者も多く、心不全の引き金となる高血圧や糖尿病、肥満などの人数も増加中です。こうした事実だけを見ると、お先真っ暗な状況が目に浮かんできますが、心不全を発症したからといって諦めることは決してありません。

確かに、心不全は完治することがない病気です。古くて働きが悪くなった心臓を、ロボットのようにピカピカの新品に取り替えることはできないのですから、いかにして、「現在の心臓を長持ちさせるか」が治療の焦点になります。

心不全の再発を予防するには、さまざまなことに気を配る必要があります。当然ながら、医師の指示どおりに適切な薬物治療を継続することも重要ですし、生活習慣を見直して、改善すべき点があったら改めることも大切です。

退院直後は、もうあんなにつらい入院は嫌だと、心不全を再発させないために必要以上に気を配る人も少なくありません。医師に指示されたとおりに、きちんと薬も服用します。しかし、人間は想像以上に忘れっぽい生きものです。心不全で入院したときの痛みや苦しみが薄れてしまったら、途端に医師の指示なんて馬の耳に念仏という状態になることもあります。もう症状が落ちついたから大丈夫だと自己判断して、薬を飲むことをやめてしまう人も多いのです。

　また、過労、塩分や水分の過剰摂取、風邪、ストレスなどにより心不全の症状が悪化したり、再発したりすることもあります。高齢者の場合には、冬、風邪をひいたことが引き金となって心不全が悪化したり再発したりすることもありますし、体調を考えずに労作業を行ったことがきっかけとなって、心不全になることもあります。そうしたことを気にせず、入院前と同じような生活を送っていれば、心不全が悪化したり、再発したりするのも当然です。

　しかし裏返せば、再発する原因は明確なので、それらを改めれば心不全の再発は自力で予防できるということになります。肥満の人はダイエットして体重を減らせばいいでしょうし、高血圧の人は塩分の少ない食事を心掛ける、糖尿病の人は適切に治療を行って血糖値をコントロールし、腎臓病の人も同様に、医師の指示に従って薬物療法を継続するなど……そうした意識で、心不全の再発リスクは大幅に軽減することができるのです。

今、心不全の増悪や再発が問題になっていますが、実は、患者自身の心掛け一つで増悪させない、または再発させないことが可能なのです。しかし現実的には、多くの患者が病気を放置したり、軽視したりして、再発や再入院を繰り返しているという負の連鎖に、一刻も早く気づく必要があります。

心筋梗塞や狭心症などの疾患も要注意

よく誤解されがちですが、心不全は病名ではありません。「加齢や病気などが原因となって、心臓の動きが悪くなってしまった状態」のことを心不全といいます。

心不全の発症には、糖尿病や肥満などさまざまな要因が絡んでいますが、見逃せないものとして、心筋梗塞や狭心症などの心疾患があります。

心筋梗塞とは、簡単にいえば心臓を動かす筋肉に血液が行き届かなくなり、筋肉の細胞が壊死してしまう病気のことをいいます。心臓を動かす筋肉のことを心筋といい、この心筋に酸素や栄養を送り届ける血管を冠動脈といいます。この血管の中を血液がスムーズに流れることで、心臓は活動を続けることができます。

しかし、なんらかの原因で冠動脈に閉塞が起きると、心臓に酸素や栄養を送り届けることができなくなってしまいます。そのため、激しい胸の痛みに襲われるのです。心筋梗塞による痛みは非常に強いとされ、突然、前胸部が締め付けられるような痛みを感じる人が多いといわれています。また、痛みが生じる場所も広く、前胸部、みぞおち、心臓の前やその奥、さらにはのど、頬、左肩などに痛みを感じる場合もあります。

さらに、痛みだけでなく息苦しさや吐き気、冷や汗なども起こり、そうした症状が急激に生じて、時には命を奪ってしまうこともあるのが、心筋梗塞の怖さです。恐ろしいのは、心筋梗塞はいったん発症すると死亡率が40％と高いことで、患者の多くは病院で治療を受ける前に亡くなっています。「著名人が突然死した」というニュースで、「原因が心筋梗塞だった」とされることは、決して珍しいことではありません。それくらい、心筋梗塞は突然死につながる重要な要因であり、医療が進歩した現在でもなお、がんと並んで心筋梗塞は日本人の命を奪う強敵とされているのです。

それから狭心症は、冠動脈が動脈硬化を起こすことで血流が悪くなり、心臓に酸素や栄養が行き届かなくなって、胸が痛くなったり息苦しさを感じたりする病気です。胸の痛みに襲われるのは心筋梗塞と似ていますが、狭心症と心筋梗塞が違うのは、冠動脈の血流が途絶えてしまってはいないということです。心筋梗塞の場合には、血管が閉塞することで血流が遮断され、心臓の筋肉が壊死するなどの障害を受けます。

つまり、疾患の程度としては心筋梗塞のほうが、重症度が高いのですが、狭心症はいってみれば心筋梗塞の前段階であり、そのまま放置したり、何度も発作が起きたりすると、やがては心筋梗塞に進行してしまう場合もあります。

狭心症の発作が起こるのは、主に運動や労働を行ったときで、例えば坂道を登ったり、階段を上り下りしたり、少し早歩きをしたり、重い荷物を持ったり、通常よりも作業量が多く心臓に大きな負担がかかったときに発症します。特に、そのような動作をしたとき、胸部の痛みや息苦しさを感じる人は要注意です。

なぜ心筋梗塞も狭心症も、冠動脈の流れが滞るのかというと、多くの場合、原因は動脈硬化です。動脈硬化とは、文字どおり、動脈が硬くなって弾力性が失われた状態のことをいいます。その原因は主に老化で、若いときには血管に弾力があり、わずかな圧力でスムーズに血液が全身を駆け巡りますが、加齢とともに血管が傷ついたり脆くなったりして、血管が弱くなっていきます。

それに加えて、高血圧、糖尿病、脂質異常症なども動脈硬化を加速させる原因になります。特に、ＬＤＬコレステロールは血管の壁に沈着し、プラークというかたまりを作ってしまいます。そのため、血管の流れが滞り、心臓へ酸素や栄養が行き届かなくなってしまうのです。

心筋梗塞や狭心症のほか、心不全の原因になるものには、弁膜症や不整脈、心筋症、先天性心疾患があります。

弁膜症とは、心臓にある弁に障害が起きた状態のことで、正しくは「心臓弁膜症」といいます。

心臓は、左右の心房と心室から成り立っていて、すべての部屋は血液で満たされていま

心臓弁

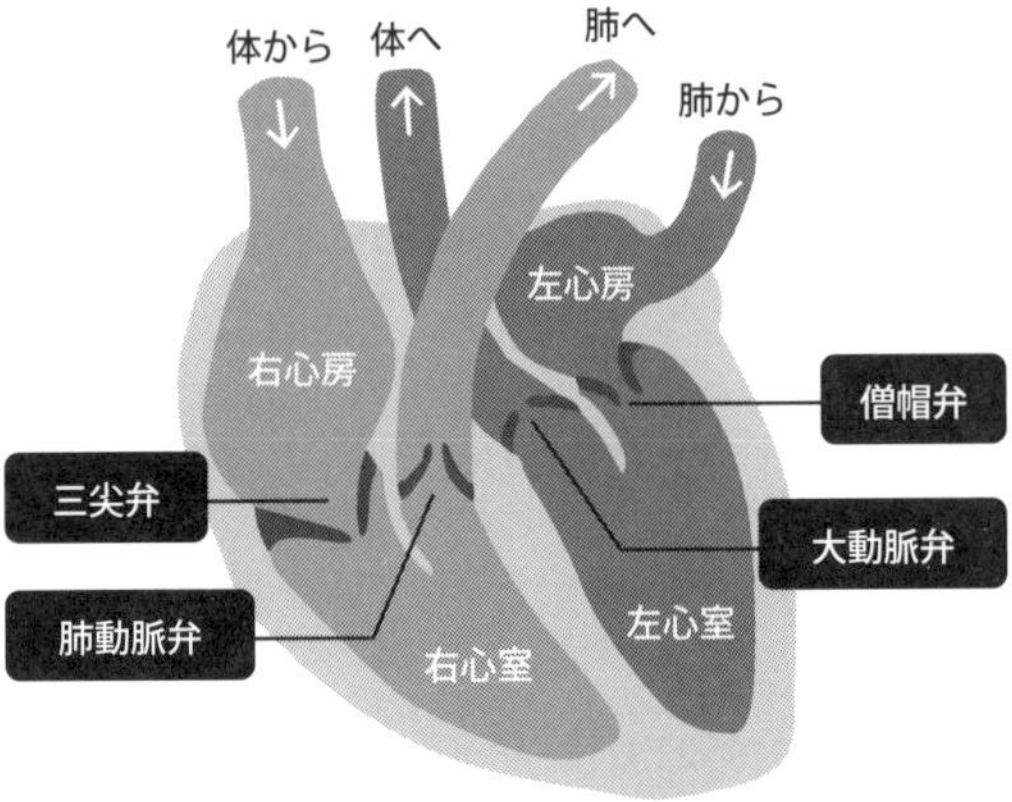

出典：大阪大学 心臓血管外科ホームページ

す。血液が逆流しないよう、各部屋の出口には弁が設けられていますが、この弁が十分に開かなくなったり、閉じなくなったり、弁の動きが悪くなることがあります。

どの弁にどんな障害が起きるかによって病名は異なり、僧帽《そうぼう》弁が肥厚・石灰化したり周囲の組織と癒着したりして、弁の動きが悪くなった状態のことを「僧帽弁狭窄症《きょうさくしょう》」、大動脈の開きが悪くなって狭くなることで、心臓から大動脈に血液が流れ出にくくなる病気のことを「大動脈弁狭窄症」といいます。

このように、弁膜症には多くの種類がありますが、種類に限らず、弁膜症になると心不全を発症する確率が高くなり、特に高齢者は注意が必要です。総務省統計局が発表した「人口推計の結果の概要　令和2年4月報（令和元年11月確定値）」によれば、日本では、65～74歳で約１４８万人、75歳以上で約２４５万人の潜在患者がいると推測されています。

また不整脈とは、心臓における電気信号の異常によって引き起こされる病気の総称で、さまざまな種類が存在します。通常、心臓は心筋内に存在する刺激伝導系と呼ばれる電気回路に規則的な電気信号が流れることで、規則正しく拍動を繰り返しています。しかし、心臓の状態によってはこのリズムが速くなったり遅くなったり、飛んだりすることがあります。このような状態を不整脈と呼んでいます。

不整脈を起こす原因はさまざまで、心筋梗塞が引き金となることもありますし、また、甲状腺ホルモンや自律神経の異常、服用している薬の副作用などで生じることもあります。

さらに高血圧や糖尿病、肥満などの生活習慣病、喫煙、アルコールの取り過ぎ、精神的ストレス、睡眠時無呼吸など、心臓に負担をかけるさまざまな要因が掛け合わさって、不整脈を起こすことも少なくありません。不整脈は決して珍しい病気ではなく、健康な人でも人間ドックや健康診断などで指摘されることもあります。

健康診断などで偶発的に発見される程度の不整脈であれば問題ありませんが、怖いのは、種類によっては突然死の原因になるということです。日本ＡＥＤ財団の発表によると、日本で心臓が原因で突然死するのは、年間７・９万人にのぼるとみられ、約７分に１人が心臓が原因の突然死で亡くなっているということになります。そのほとんどの原因が心室細動という不整脈で、この状態になると心臓は細かく震えるだけで血液を送り出せなくなり、たちまち心停止の状態になってしまいます。患者は数秒で意識を失い、数分で脳をはじめとした全身の細胞が死んでしまうのです。

心室細動ほど危険性が高くないとしても、不整脈には多くの種類があり、特に現在では加齢とともに、不整脈の患者数が増えています。こうした不整脈を正しく治療せず、放置してしまうことも心不全の原因になることは、忘れてはなりません。

それから、心不全を引き起こす原因となる心疾患に、心筋症があります。

これは、心臓の筋肉（心筋）に異常が起こり、心機能が低下してしまう病気のことです。「拡張型」「肥大型」「拘束型」などいくつかタイプがありますが、特に「拡張型心筋症」と呼ばれるものは、心筋の収縮力が低下するため全身に血液を送り出すことができなくなり、結果として心臓に大きな負担がかかって心不全に至るリスクが高くなります。

こうした心疾患は、いずれも心不全の原因になります。そのほかにも、生まれつき心臓や血管の構造に異常がある「先天性心疾患」も心不全を発症する要因となり、特に、先天性心疾患の場合には子どもの頃から心不全を発症する場合もあります。

これからは「心臓を自分で鍛える」時代

人間の体にはたくさんの臓器があり、それらは筋肉の働きによって動いています。例えば肺の場合、筋肉と肋骨に守られた胸郭や、ドーム状の薄い筋肉でできた横隔膜を活用して呼吸を行っています。

また、食べものを消化する胃は筋肉のかたまりです。縦、横、斜めに走る3層の筋肉が神経の伝達によって緊張したり、緩んだりすることによって蠕動運動を行っています。

では心臓はどうかというと、腕や足と同じく筋肉のかたまりです。この心筋が強い力で活動することにより、心臓のポンプ作用が起こって、全身に血液を送り出すことができるのです。

心臓は筋肉でできているということを知って、腹筋や背筋など全身の筋肉をトレーニング（筋トレ）で鍛えることができるように、心臓も鍛えることができるのではないか、と考える人も多いと思います。

この考えは正しく、心臓を元気にし、ポンプ機能を健康に保つためには、心筋を鍛えて、筋肉のコンディションを整えてあげればいいのです。

筋肉は大きく分けると、平滑筋と横紋筋に分けられます。平滑筋は内臓や血管を動かすための筋肉であり、自分で意識して動かすことはできません。横紋筋は体を動かすための筋肉である骨格筋と心筋とに分けられます。通常、筋肉のトレーニングというと上腕二頭筋や大腿四頭筋など、目に見える筋肉である骨格筋にターゲットを絞り、その筋肉を重点的に刺激して鍛えていきます。上腕二頭筋を鍛えたいならダンベルを持ち上げたり、ケーブルを引き上げたりするトレーニングが適していますし、大腿四頭筋を鍛えるトレーニングならスクワットをしたり、バーベルを持ち上げたりするトレーニングが良いとされています。

　これらのトレーニングが取り組みやすいのは、ターゲットとする筋肉を目で見ることができるからです。直接手で触れて、「この筋肉に効かせたい」と集中すれば、確実にトレーニングの効果は高まります。

　ところが心筋のように、「臓器＝筋肉」となっている場合は、そうはいきません。直接触れることも、目にすることもできませんから、通常の筋トレに比べて困難です。そもそも、心筋は自分で意識して動かすことのできない筋肉です。しかし、その筋肉を鍛えれば突然死のリスクを軽減したり、心不全の再入院を予防したりするなど、命を守ることにもつながるのです。

　心臓の筋トレ、それこそが心臓リハビリで行う運動の目的の一つです。通常、心臓リハビリで行う運動では骨格筋を鍛えるトレーニングほど大きな負荷は必要としません。通常の筋トレでは、「追い込まなければ意味がない」とばかりに、真っ赤な顔をして重いダンベルやバーベルを持ち上げる人も大勢います。しかし、心臓のトレーニングでは、そうした努力は必要ありません。むしろ、あまり負荷が大き過ぎるとかえって心臓にダメージを与えることになり、働きを弱めてしまいます。

大事なことは、一人ひとりの心臓に見合った、適切な負荷をかけること。これが心臓リハビリの鉄則です。

退院後の運動はいっさいダメという勘違い

従来、心不全や心筋梗塞など、心疾患を経験したあとは、「合併症を起こしたり、病気が再発したりしないように、できるだけ安静に過ごし、回復を待つべき」と考えられてきました。退院し、自宅での療養に戻っても、入院中と同じく布団で寝たきりの状態となり、「活動は必要最低限にとどめるべき」というのが一般的な考え方でした。

しかし現在ではこの考えは否定され、まったく正反対の考えが普及しつつあります。すなわち、「できるだけ早く離床して、早期に活動を始めるべき」という考え方が、新たな常識となっているのです。

なぜこのように真逆の考え方に切り替わったのかというと、長期間体を動かさずに安静の姿勢を保ったままでいると、心臓の機能や筋力が低下してしまうからです。心臓自体が衰えていくだけでなく、足や腰など全身の筋肉も衰えるため、心臓への負担が大きくなってしまい、体力も落ちて肺炎などにかかりやすくなってしまいます。その結果、安静を続けることで、かえって回復までに多くの時間を必要とすることが、近年の研究により明らかになってきたのです。

そのほかにもずっと安静にし続けることで自律神経が乱れたり、ホルモンバランスが崩れたりすることもありますし、そうなると呼吸や脈拍の異常も引き起こしかねません。心疾患の患者はもともと運動能力が低下している人が多く、そうした人が過度に安静を続けていると、さらに運動機能が低下して、全身の状態をますます悪化させてしまうのです。

そのため現在では、入院中もできるだけ早い段階から、ベッドから起き上がったり、歩いたりする訓練が行われます。心不全の場合、一般病棟に移ってからなるべく早くリハビリを始めますが、患者の状態や症状を考慮しながら、場合によってはＩＣＵ（集中治療室）やＣＣＵ（循環器疾患集中治療室）のベッドにいるときから始めることもあるほどです。

もちろん心臓の状態が安定しておらず、動悸、息切れ、胸の痛み、むくみなどの症状が少しずつ悪化しているような段階は、まだ安静にしていなければなりませんが、状態が安定し、回復の見通しが立った段階では、患者自身の体力に適した運動を続けることが必要になります。

もしまだ「心臓の病気をしたら、しばらくは安静にしていなければならない」という古い考えにとらわれている人がいるとしたら、すぐにその考えを改めるべきです。そうした古い考えがかえって心臓を弱くし、全身の状態を悪化させます。むしろ、できるだけ早いうちから離床して、体を動かすことがスムーズな回復を実現させ、また、疾患の再発予防にもつながるのです。

第2章

心不全の再発を予防する

「心臓リハビリ」が長期予後の改善を実現

心不全の再発予防に効果的な「心臓リハビリ」

心不全をはじめとする心疾患を起こしたあと、ひとまず症状が落ちついたらできるだけ早めに始めたほうがいいこととして、注目を集めているプログラムが「心臓リハビリテーション（以下、心臓リハビリ）」です。

「リハビリ」というと、骨折など外傷を経験した人が運動機能の回復を目指して歩行訓練や筋力訓練を行うもの、というイメージをもたれることが多いです。あるいは脳卒中などを経験して手や足に麻痺が生じたり、言葉が不自由になったりした人が、日常生活への復帰を目指して歩行練習や体力強化練習を行ったり、言葉を話す訓練を行ったりするもの、というイメージもあると思います。

「心臓をリハビリする」といってもあまりイメージが湧かないかもしれませんが、簡単にいえば、心臓を元気にし、病気の再発を防ぐとともに、スムーズに日常生活へ復帰するために行う活動のことです。日本心臓リハビリテーション学会によれば、「体力を回復し自信を取り戻し、快適な家庭生活や社会生活に復帰するとともに、再発や再入院を防止することをめざしておこなう総合的活動プログラム」と定義されています。

心不全や心筋梗塞、狭心症などを経験したり、心臓の手術を行ったりした人は、心臓の働きが低下しています。それだけでなく、心臓に疾患を患い、日常生活が制限されていたことによって、運動能力も低下していますし、筋力も落ちています。

心臓リハビリは、いったん、症状が落ちついた患者が、速やかに日常生活へ復帰することを目的とするとともに、病気の再発や再入院を予防するための、重要なプログラムなのです。

一般に、心疾患を患ったあとのリハビリは「急性期」と「慢性期」に分けられます。急性期のリハビリは多くの場合、入院中に行われるものを指し、患者を早期に離床させ、日常生活に戻すために行われます。なぜ、入院中からこうしたリハビリが必要なのかというと、特に高齢者の場合、入院したことがきっかけで体力や気力が低下し、そのまま寝たきりになってしまうことが多いからです。そうしたリスクを軽減するため、可能な限り早く離床することで、早期の社会復帰を目指すのです。

続いて、退院したあとに行われるリハビリのことを「慢性期リハビリ」といいます。こ

心臓リハビリの流れ

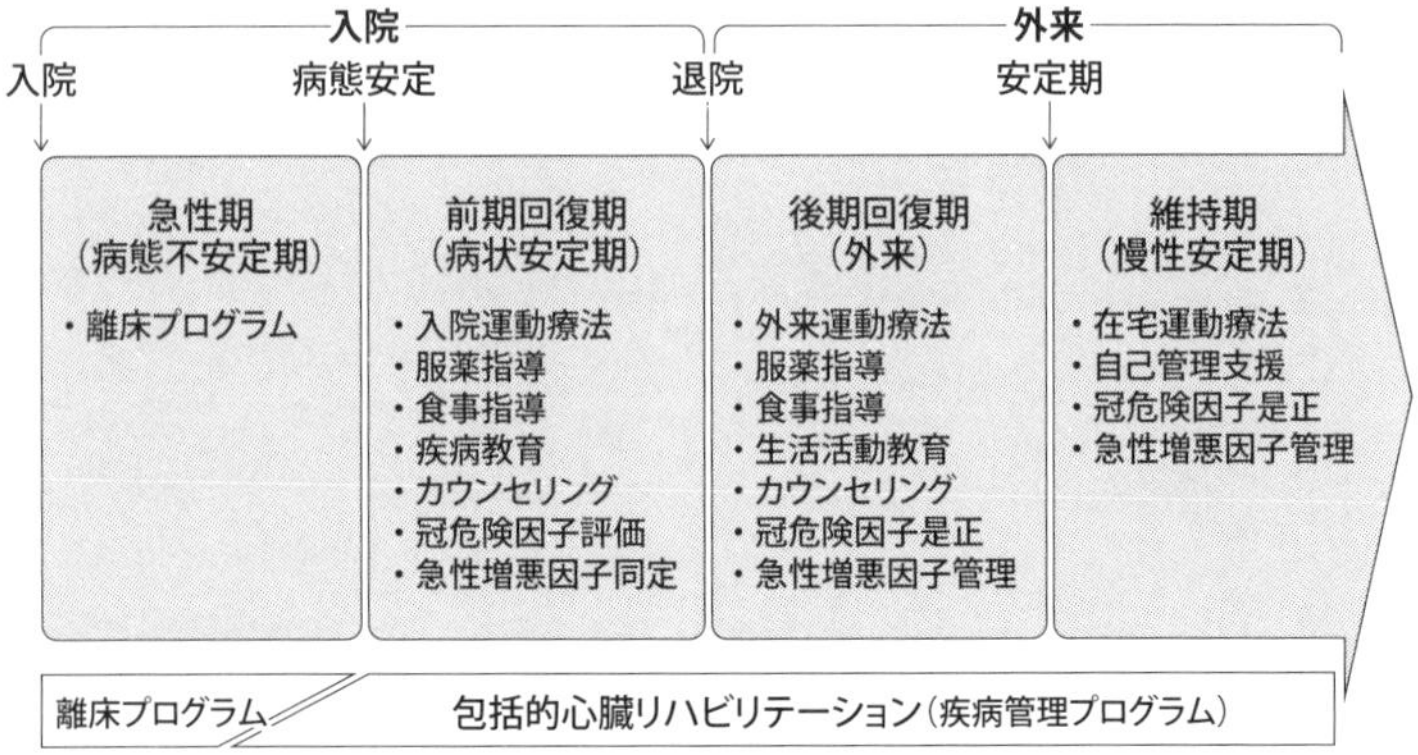

出典：日本心臓リハビリテーション学会「心不全の心臓リハビリテーション標準プログラム（2017年版）」

れは、有酸素運動や簡単な筋力訓練をベースに体力をつけながら、自律神経を整えたり血管の機能を改善したりし、心不全の悪化による再入院を防ぐためのものです。急性期も慢性期も、健康の回復を考えればどちらのリハビリも重要なものですが、多くの人が見過ごしているのが慢性期のリハビリです。入院している間は、医師や看護師がリハビリの重要性を語ってくれますし、リハビリの時間になったら迎えに来てくれます。そして、理学療法士などの専門家がつきっきりで、患者をサポートしてくれます。

しかし、慢性期のリハビリはそういうわけにはいきません。すでに退院しているのですから、誰かからリハビリの時間だと教えてもらえることはないので、自分の意志でリハビリを継続する必要があるからです。

しかも、慢性期のリハビリには急性期のリハビリと違って、期限がありません。急性期のリハビリは入院期間中だけ行えばいいものですが、慢性期のリハビリは、命が続く限り、継続しなければならないのです。

一度機能が衰えた心臓は、元の状態に戻ることはありません。加齢とともに機能が低下してしまった心臓は、現状をキープすることはできても、例えば、10年前の若かった頃のように元気にしたい、というわけにはいかないのです。つまり、心臓をいつまでも元気で働かせるためには現状をキープすることが大切なのであり、時間とともに低下していくスピードを少しでも緩めることが、心臓リハビリの目的なのです。

心臓リハビリは一生、続けるべきものである。まずは、この事実をしっかり認識することが大切です。

心臓リハビリではどんなことを行うのか？

日本心臓リハビリテーション学会は、心臓リハビリについて「社会復帰や再発予防を目的として行う総合的活動プログラム」と定義しています。「総合的活動プログラム」とは簡単にいえば、心臓を元気にするためにできることは何でもやろう、ということです。

例えば、有酸素運動を行うと、心肺機能が強化されるのは多くの人が知っているとおりです。ウォーキングや軽いジョギングなど、少し呼吸が乱れる程度の運動では、人間の体は酸素をしっかり取り込んでいます。吸い込んだ酸素は肺へ送られ、血流とともに全身の細胞へ届けられます。また、心臓は一定のリズムで収縮と拡張を繰り返し、血液を全身へ送り出します。つまり、有酸素運動を行うと多くの酸素が取り込まれるようになり、その結果、血流も促されて心肺機能の向上が期待できるのです。

筋力トレーニングも心臓を元気にするためには欠かせない運動です。特に、足の筋肉は「第二の心臓」などともいわれるように、衰えると動ける範囲が狭くなり、日常の運動量が減少してしまいます。それだけでなく、足の血管から心臓に戻ってくる血流が弱くなることで、むくみを起こしやすくもなります。

心不全など心臓の疾患を経験した高齢者は骨格筋が衰えていることもあります。人間の筋肉は加齢とともに萎縮する傾向にあるので、高齢になると骨格筋が衰えて、若い頃のようには活発に動けなくなります。長時間歩くことができなくなったり、足が上がらなくなって転倒したりすることが増加するのはそのためで、これは心臓のポンプ機能が衰えているというよりも、むしろ、骨格筋の筋力が衰え、筋肉量が減少していることが原因なのであり、運動によって筋肉に疲労物質がたまり、それを神経が感じとって「苦しい」「痛い」という信号を発しているのです。その場合、心臓リハビリのために有酸素運動で心臓に適切な負荷をかけようとしても、先に筋肉が悲鳴を上げてしまい心臓を鍛えることができません。ですから筋力トレーニングも並行して行うことで、心臓だけでなく全身の筋力とのバランスもとっていく必要があるのです。

このように、全身の筋肉と心臓は強い関わりをもっています。それだけでなく、骨格筋の量と質は、心不全をはじめ多くの慢性疾患において予後を左右する重要な要因であり、骨格筋の量を増やし、質を高めることがスムーズな回復や再発予防に効果的であることから、現在では骨格筋をターゲットとした治療が各分野で進んでいます。心臓リハビリでも簡単な器具や自重で、無理なく骨格筋を鍛えるトレーニングを実践します。

心臓リハビリは、実施施設として認定されている病院やクリニックにおいて、こうした有酸素運動や筋力トレーニングなどの運動療法を中心に、生活習慣の改善や薬の内服、カウンセリングなど多様なプログラムを組み合わせて行います。医師や看護師が睡眠や水分補給が十分にできているかなど、生活習慣について確認することもありますし、処方された薬を自己判断で減らしたり飲むのをやめたりしていないかといった投薬管理を行うこともあります。

また、管理栄養士が食事内容について指導し、タンパク質の摂取目標量や塩分制限だけでなく、実際の献立を確認するといった具体的な栄養指導を行うこともあれば、禁酒や禁煙の指導をすることもあります。

そのほかにも、日常的に感じているストレスや悩み事を臨床心理士が確認したり、運動に対するアドバイスを理学療法士や健康運動指導士が行ったり、さまざまな観点から一人の患者をサポートします。それが心臓リハビリの特徴であり、包括的プログラムを長期間にわたって実施することで、全身の健康状態を引き上げることができるのです。

心機能からメンタルまで多岐にわたる心臓リハビリの効果

心臓リハビリの目的を簡単にいうと、社会復帰と再発予防です。しかしもっと多面的に心臓リハビリを見てみると、さまざまな効果が見えてきます。

心臓リハビリの第一の効果は、なんといっても運動能力・体力の向上です。心臓リハビリは、有酸素運動や筋力トレーニングなど運動療法を主軸に行われますから、継続していくうちに少しずつ心肺機能や体力が養われてきます。これまではちょっとした坂道を登るだけでゼーゼーと息を切らしていたのが、トレーニングによって気づいたら休まずに登りきれるようになることができます。このように、心肺機能や体力を少しずつ向上させていくことが、心臓リハビリの目的です。

運動療法を継続することによって筋肉が増えれば、動ける範囲が広がるようになります。これまで駅から自宅までの道のりを歩くだけで精一杯で、途中で足や腰が痛くなることもよくあった人が、心臓リハビリを行ううちにいつの間にか楽に歩けるようになっていた、ということも少なくありません。

なぜ歩くことが楽になるのかというと、心肺機能が鍛えられたからという理由もあります。しかし何より、お尻や太腿、ふくらはぎなど下肢の筋肉が鍛えられて筋肉量が増えたことが大きく影響しています。特にふくらはぎの筋肉は心臓と深い関わりをもっていて、ふくらはぎの筋肉がポンプの役割を果たすことで重力に逆らって、下半身の血液を心臓に戻すことができるのです。「ふくらはぎは第二の心臓」という言葉を耳にしたことがある人も多いと思いますが、運動療法ではそうした筋肉を効率よく鍛えることができるので、目に見えて効果を実感することができます。

また、運動療法をはじめ、食事指導によって食べものに気を配ったり、ライフスタイルを見直したりすることで、さまざまな健康効果を得ることができます。血液の循環が良くなってむくみが解消されたり、高血圧や脂質異常が良くなったり、無理なく減量できたりすることもあります。減量によって糖尿病が改善したり、血糖値が平常値に近づいたりすることも、心臓リハビリのメリットといえます。高血圧や糖尿病は心疾患リスクの一つですから、リスクを軽減することができれば心不全を回避することにもつながり、まさに一石二鳥です。

さらに、運動療法を継続することによって自律神経が安定することも心臓リハビリがもたらす効果の一つです。

心不全など心疾患を経験した人たちは、心臓の働きが低下しています。そのため、また発作を起こしたらどうしようとか、次に発作を起こしたら今度こそ命に関わる事態になるのではないかなど、大きな不安を抱えています。また、入院中や退院直後にはこれまでできた運動や趣味が制限される場合があるので、精神的にも活力や自信を失ってしまうこともあります。さらに、周囲の健康な同年代の人たちと比較して、自分はもうダメかもしれないと落ち込んでしまうこともあると思います。

しかし、心臓リハビリの運動療法を通し、体力に自信がつくようになると、まだ自分にも可能性がある、もっと心臓を強くできるというポジティブな感情が芽生えてきます。積極的に外出するようになったり、友人や家族と出かけるようになったり、これまでの趣味や活動を再開できるようになったりできるのです。

そうすることで不安定だった自律神経もバランスを取り戻し、イライラや鬱々とした感情が解消したり、夜ぐっすり眠れるようになったりすることもあります。自律神経の不安定さは不整脈の発症にもつながりますから、心臓リハビリは心を健康に保つだけでなく、結果的に心疾患から身を守ることにもつながるのです。

それからもう一つ忘れてはならないのは、心臓リハビリは医療機関に通院して行うものであるため、コミュニティへの帰属意識が芽生えることも、大事な効果です。

例えば私のクリニックでは、クリニックの1階が診察室や処置室、2階が心臓リハビリの専用ルームになっていて、心臓リハビリに通う患者は週3回など一定の頻度で通所しています。患者の多くは近所に住んでいる人たちで、毎回同じような顔ぶれが集まるため自然とコミュニティが出来上がります。一人だと今日は面倒だからと怠けがちになってしまうことも、友達も来るから自分も行こう、と考えるようになって、足が自然とクリニックへ向かうようになります。

特に、心臓リハビリを受ける人たちはみんな、心不全や心筋梗塞などなんらかの心疾患を経験した人が多いため、自然と仲間意識が芽生え、みんなも頑張っているから自分も頑張ろう、というモチベーションにつながります。こうしたコミュニティの形成という点は、クリニックで心臓リハビリを行うことの大きなメリットの一つです。

一人暮らしの高齢者もいますし、家族と一緒に暮らしている人もいます。それぞれの家庭環境があり、経験した疾患も異なる人たちが、ともに回復や再発予防を目指して運動に励み、情報を交換する。そうしたなかで、健康を取り戻すための意欲が芽生え、ますます積極的な姿勢で治療に取り組めるようになることも、心臓リハビリの重要な意義なのです。

日本心臓リハビリテーション学会は、心臓リハビリテーションには次のような効果があると述べています。

・運動能力・体力の向上により、日常生活で心不全の症状（息切れなど）が軽くなる
・筋肉量が増えて楽に動けるようになり、心臓への負担が減る
・心臓の機能が良くなる
・血管が広がりやすくなり、身体の血液循環が良くなる
・動脈硬化が進みにくくなり、すでにできている動脈硬化性プラーク（血管の壁の盛り上

がり）が小さくなる
・血管が広がって高血圧が改善する
・インスリンの効きが良くなって血糖値が改善する
・自律神経が安定して不整脈の予防になる
・運動を行うと仕事や家庭生活、社会生活の満足度が高くなる

心臓リハビリはＱＯＬの向上にも寄与

心臓リハビリは、単純に体や心を健康にする効果があるだけではありません。人生の質を向上させ、生きるための意欲を与えてくれるという重要な役割ももっています。

オーストラリアで２０１０年、次のような研究結果が発表されました。

心不全で入院した患者１０５人のうち、53人が心臓リハビリに参加し（参加群）、52人が心臓リハビリに参加しませんでした（不参加群）。参加群は心臓リハビリだけでなく、週１回の外来リハビリ、心不全専門看護師による指導、在宅運動療法、電話相談も加え、合わせて３カ月間継続しました。

心臓リハビリと QOL

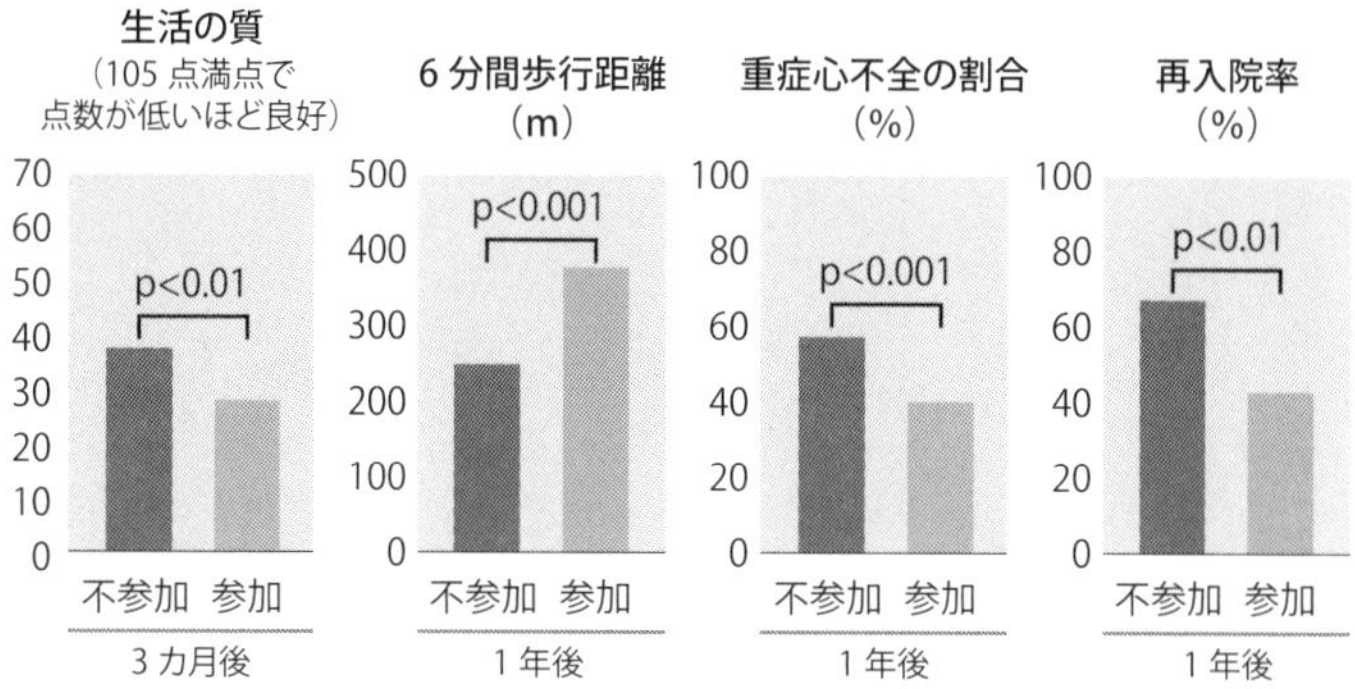

※図中のp<0.01 とp<0.001 は、それぞれ99%以上と99.9%以上の確率で心臓リハビリ参加が有効という意味です。

出典：循環器病研究振興財団「知っておきたい循環器病あれこれ102　心不全のための心臓リハビリと運動療法」（Davidson PM et al, Eur J Cardiovasc Prev Rehabil 2010;17;393-402）

結果を見ると、心臓リハビリ参加群は不参加群に比べ、3カ月後の生活の質（Quality Of Life：QOL）が非常に良好であり、1年後に6分間の歩行距離を計測したところ、参加群のほうが不参加群よりも長く、また、重症心不全の比率や再入院率も低いことが分かりました。

この研究では、心臓リハビリに参加するのは週1回だけで、あとは自宅での運動療法や医師による心不全の状態の確認くらいですが、週1回だけの参加でも、十分生活の質を高めたり、再入院のリスクを軽減できたりするということは、大きな発見だと思います。

心臓リハビリの回数については、患者の症状や年齢などによって個別に決定するのが一般的ですが、日本循環器学会より出されているガイドラインによれば、1週あたり3～5日の頻度で運動することが推奨されています。

もし、オーストラリアで行われたこの研究で、参加群が週1回だけでなく週3回程度、心臓リハビリに参加していたら、もっと際立った効果が得られたかもしれませんが、裏返せば、週1回の参加でも、これだけ確実な効果が確認できるということです。時間や費用の面からそんなに頻繁には通えないという人もいると思いますが、たとえ週1回だけでも参加して、医師や看護師、理学療法士に運動を指導してもらい、健康に関してアドバイスを受けることで、これだけ大きなメリットが得られるのです。

心不全や心筋梗塞を患ったら、再発や再入院を予防するためだけでなく、人生の質そのものを向上させるために、心臓リハビリは非常に大きな効果を発揮するのだということを覚えておいてほしいです。

心臓リハビリで死亡率が25％低下

心臓リハビリテーションの効果は、これまでも多くの研究により明らかになっています。

日本心臓財団の発表によると、心筋梗塞を発症後に心臓リハビリテーションを行った場合、行わなかった場合に比べて、死亡率は約20％、心臓や脳梗塞など血管系の病気で死亡する率は25％以上低下することが多くの研究により明らかにされています。

また、心筋梗塞を発症しても、その後に心臓リハビリテーションを行えば、6・6年間で死亡数は56％減少して、心筋梗塞を発症しなかった場合と同じ寿命が得られるそうです。つまり、心筋梗塞を発症したというハンディキャップがなくなり、また心筋梗塞を起こしたらどうしよう、という過度な不安からも解放されるということです。もちろん、心筋梗塞を発症しないために日常で気をつけなければならないことには注意する必要がありますが、一度心筋梗塞を発症したというハンディキャップがなくなるという事実は、患者にとって非常に価値のあることです。

そのほか日本心臓リハビリテーション学会の発表によると、心筋梗塞や狭心症など、虚血性心疾患の患者が心臓リハビリを行うことにより、行わなかった場合に比べて、心血管病による死亡率は26％低下するそうです。それだけでなく、入院のリスクも18％低下します。

また心不全の患者が心臓リハビリを行った場合、行わない人に比べて心不全による入院が39％減少することが証明されています。心不全だけでなく、そのほかのあらゆる入院も25％減少するそうです。

さらにアメリカでは、心筋梗塞や冠動脈バイパス術後に心臓リハビリテーションを行うと、医療費は約半分になるといわれています。

命を救い、予後をよりよいものへと変えていく心臓リハビリテーションの効果は、多くの研究によって明らかになっています。だからこそ、世界中で心臓リハビリテーションの注目が高まっているのです。

海外では普及している心臓リハビリ

海外では、日本に比べて早くから心臓リハビリに注力している国があります。その筆頭がドイツで、現地では滞在型の心臓リハビリ施設が、多数存在しています。滞在型のため、患者はその施設で寝泊まりし、ゆっくりと病気を治癒することができます。ドイツでは、病気による休暇が国により保障されていて、仕事のことやお金の問題を気にせず、悠々と治療に専念できるという充実した医療システムが整えられており、こうしたことも心臓リハビリの普及に大きく影響しているのだろうと思います。

もちろん、外来で心臓リハビリを受けられる施設も多く、内容は施設によって異なりますが、患者は定期的にクリニックへ通い、指定されたプログラムに参加します。広く、美しい施設で、心も体もゆったりと治療に臨むことができるというのは、非常にうらやましい環境だと思います。

ドイツだけでなく、アメリカやヨーロッパの心臓病学会の「慢性心不全治療ガイドライン」でも、心不全の患者は状態が安定していれば、心臓リハビリに参加して運動療法を続けることが推奨されています。

次のページのグラフは、世界各国における疾患別心臓リハビリテーションの参加率を比較したものです。２０１５年に公開されたもので、世界各国における急性心筋梗塞（ＡＭＩ）、冠動脈バイパス術後（ＣＡＢＧ）、冠動脈疾患（ＣＡＤ）の患者が、どれだけ

世界各国における疾患別心臓リハビリテーション参加率の比較

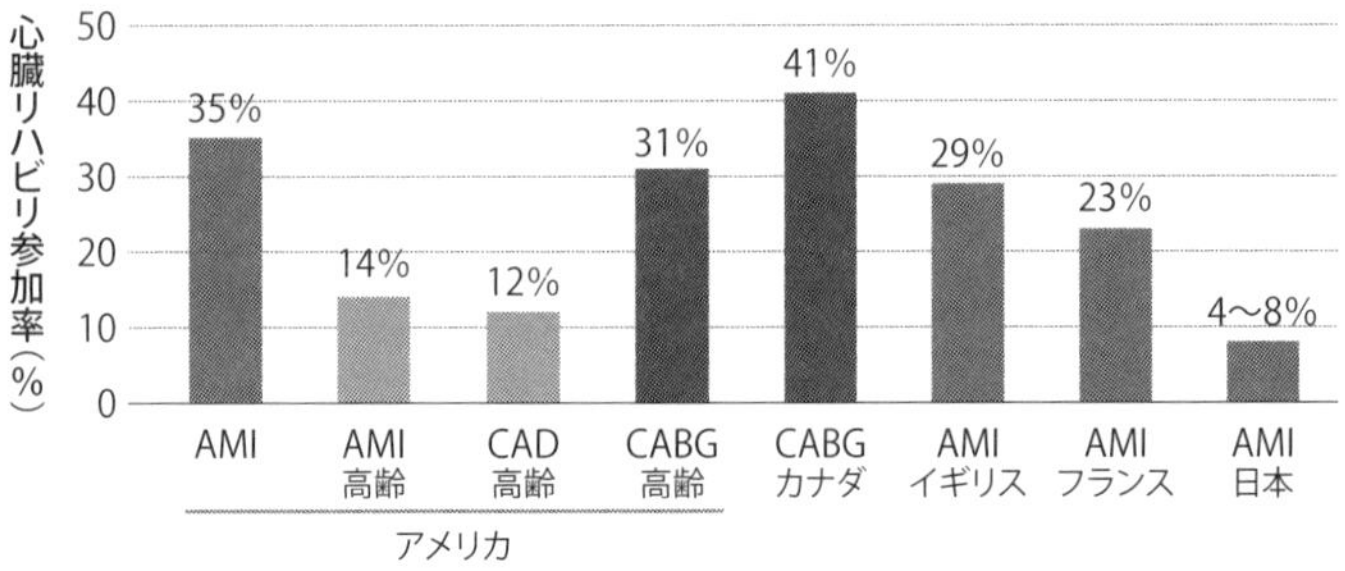

※AMI：急性心筋梗塞、CABG：冠動脈バイパス術後、CAD：冠動脈疾患 のこと。

出典：後藤葉一「わが国における心臓リハビリテーションの現状と将来展望」
（Yoichi Goto: Current status and future perspective of cardiac rehabilitation in Japan. J Jpn Coron Assoc 2015; 21: 58-66）

心臓リハビリに参加していたかを比較しています。

例えば、急性心筋梗塞後の患者が心臓リハビリへどれだけ参加したかを見てみると、アメリカで14〜35%、イギリスで29%、フランスで23%です。これらの数字も決して高いものとはいえませんが、日本はさらに低く、わずか4〜8%です。

参加率が低いどころか、日本では心臓リハビリという言葉すら知名度は高くありません。最近では心臓リハビリについてメディアが取り上げたり、医師がテレビで必要性を語ったりすることも増えてきたので、心臓に疾患を抱えている人やその家族であれば、見聞きしたことはあるかと思いますが、心臓に不安がなく心臓病はひとごとだと考えている健康な人の多くは、心臓リハビリという言葉を、見たこともないのがほとんどなのです。

実際、日本における心臓リハビリの普及率は非常に低く、２０１９年に行われた研究によれば、心不全の患者において、「入院中の心臓リハビリテーションに対する参加率」は40％であり、「退院後、外来通院型心臓リハビリテーションへの参加率」はわずか７％です。

アメリカでは、心臓リハビリへの参加率を20％から70％に上昇させれば、年間に２万５０００人の死亡と18万人の入院を予防できるという試算も報告されています。そう考えると、日本において心臓リハビリの参加率を高めることは、心不全患者数の急増が懸念されている現在においては喫緊の課題といえます。

日本で心臓リハビリが普及しないのはなぜ？

なぜ、日本で心臓リハビリの知名度が低く、また、実際心臓リハビリに取り組んでいる人が少ないのかというと、原因はいくつかあります。

第一に、心臓リハビリを行っている医療施設が非常に少ないということです。

現在、日本では心不全によって入院する患者数は毎年1万人ずつ増加しているといわれています。それに対し、心臓リハビリを行っている医療施設の数は、日本に約700施設しかありません。

心臓リハビリを行う施設は限られていて、心臓リハビリの実施施設として認定されている病院やクリニックでしか受けることができません。地域によっては心臓リハビリを行う施設が充実しているところもあれば、なかなか見つけられないところもあり、現在の課題はそうした地域差が激しいということです。

心臓リハビリを受けたいと思っている人が、心臓リハビリを行っている施設を探すには、いくつかの方法があります。一つめは、現在かかっている病院の医師に紹介してもらうという方法です。手術などで入院治療を行った場合は、担当の医師に確認します。

もし、今お世話になっている医師に尋ねても心当たりがないと言われてしまった場合は、日本心臓リハビリテーション学会のウェブサイトに「心臓リハビリが受けられる施設一覧」が掲載されています。そのリストを見てみると、エリアごとに検索することができるのでとても便利です。

しかしなかには、それでも自宅付近で心臓リハビリを行っている施設が見つからないという場合もあると思います。その場合は心臓リハビリの目的や要領を理解し、自分で行うしかない、というのが現状です。

現在、日本では患者数が急激に増え続けているにもかかわらず、心臓リハビリを行う医療施設の数は、それに追いついていません。さまざまな研究によって心臓リハビリの効果が実証され、診療ガイドラインで推奨されているため、少しずつ心臓リハビリを行う医療施設が増えつつありますが、それでもまだニーズを満たしていない状況です。これでは、いくら心臓リハビリが大切だ、心臓病のあとにはぜひ心臓リハビリを受けよう、と提唱しても、実現しないのはやむを得ないことだともいえます。

なぜ、心臓リハビリを行う施設が増えないのかということについてはさまざまな理由がありますが、まずは、初期投資が大きいことが挙げられます。心臓リハビリを行うためには有酸素運動や無酸素運動のマシンを用意しなければなりません。

心臓リハビリで使用するマシンは、トレッドミルやエルゴメーターが一般的ですが、1台購入するだけで、数十万円から数百万円かかります。心臓リハビリは、たいていグループで運動を行いますから、人数分用意しなければならないため、相当な金額にのぼることは間違いありません。

また、運動中に心電図も記録する必要があり、それらをマシンと接続するとなれば、機械の費用に加えて、工事費もかかります。また万が一のとき、すぐに対応できるように除細動器や救急カートも必要です。

これだけの器具をそろえるのですから、当然、相応のスペースも必要になります。「心血管疾患におけるリハビリテーションに関するガイドライン」によれば、病院では30平方メートル以上、診療所では20平方メートル以上のスペースが必要です。しかも、心臓リハビリを実施する時間帯においては、ほかの疾患別リハビリとスペースを共有してはならない、というルールがあります。

つまり、同時刻に他の疾患のリハビリも行う場合には、それぞれのガイドラインに定められている施設基準に準拠しなければならないということです。

これは医療を提供する施設サイドにとって、なかなか難しい課題です。特に、地価が高くてなかなか面積を拡大できない都心の医療機関にとって、スペースの確保は最難関の課題といっても過言ではありません。

また、指導者をそろえるのが大変という問題があります。

通常、心臓リハビリのプログラムを提供するには、心臓リハビリテーション学会よりガイドラインが定められていて、「心臓リハビリの経験を有する医師が1名以上」「心臓リハビリの経験があり、心臓リハビリ業務を専従とする理学療法士または看護師が、合わせて2名以上」必要とされています。

現在、心臓リハビリの経験がある看護師や理学療法士を見つけることは、それほど簡単なことではありません。そのため、マンパワー不足で心臓リハビリ施設を立ち上げられないという医療機関も多いのです。

こうした設備や人材の課題に加え、日本で心臓リハビリがなかなか広がらない大きな理由は、まだ、医師のなかで心臓リハビリの重要性を認識していない人もいる、という事実です。

これについては多くの要素が絡んでいて、①心臓リハビリが日本で行われるようになって、まだ歴史が浅い、②心臓病のあとは安静にすべきという旧態依然の考えが、いまだ根強く残っている、といったことが大きく影響しています。

今後、心臓リハビリが世界的に普及して、日本でも心臓リハビリに対するニーズが拡大すれば、おそらく状況は変わるだろうと思います。しかし現状だと、日本では医師や看護師、理学療法士に対する教育カリキュラムにおいて、心臓リハビリはごく一部の項目に過ぎません。学校で十分に教わっていませんし、研修でも担当することはほぼないのですから、医療従事者の間で心臓リハビリに対する認識が深まっていかないのも当然といえます。

そもそも大きな病院の医師は病気の専門家であり、専門的な医療を提供することで重症の患者にも対応し、投薬や手術で病気を治療することが役割です。例えばアメリカでは、ほとんどの家庭にはホームドクターがいて、風邪をひいたり熱が出たり、ちょっとした病気のときには何でも気軽に相談にのってくれます。大きな病気をした場合、例えば総合病院で手術をしたら、退院後はホームドクターがケアしてくれます。こうした医療のことをプライマリーケアといい、アメリカでは地域医療を担う重要な役割を果たしています。

日本にもかかりつけ医の制度があり、何かあったら患者を最初に診察し、必要に応じて適切な専門医や医療機関を紹介するゲートキーパーの役割が期待されています。しかし日本の医療制度では、その内容は明文化されておらず、特にコロナ禍ではかかりつけ医の制度が満足に機能していないことが露呈し、大きな問題となりました。

病院と診療所、またはかかりつけ医と専門クリニックの病診連携がうまく機能することで、より多くの患者に適切な医療を提供できるようになっていくと思います。

日本で心臓リハビリが普及しない理由は、なにも医療側の問題だけではありません。患者サイドにも問題があるということも意識する必要があります。

例えば、心臓リハビリが推奨される心疾患に急性心筋梗塞がありますが、この疾患は入院して治療を行えば、たいていの場合、患者は自分の足で歩いて退院することができます。脳卒中のように後遺症を残すこともなく、本当に心臓発作で倒れたのだろうかと自分でも記憶を疑ってしまうほど、以前のような自力での生活に戻ることができます。

もっとも、急性心筋梗塞を起こしたあとの心臓は、どれだけ完璧な治療を施したとしても、発症前と同じレベルに回復することは難しく、確実に心臓機能は衰えているのですが、自分の足で歩いて、以前と同じ生活に戻ることができるのですから、患者にとっては元の生活に帰ってきたという感覚しかありません。それでは心臓リハビリを始めるどころか、心臓の健康状態に関心をもたないのも当然です。

患者が自分の疾患に対して、あまり興味をもたないというのは、日本の医療全般に共通していえる課題です。そもそも一昔前までは、日本では「医者は神さま」のような文化があり、「お医者さまが言ったことは、絶対に正解」といった、極端な医師信仰がありました。

そのため、「患者から医師へ提案したり、質問したりするなんて、そんな失礼なことはできない」と考える人も、いまだ少なくありません。特に、心疾患を患うような高齢の人たちは、いまだにこうした考えにとらわれていることもあります。

そのため、お医者様から何も指示されていないのに、自分から心臓リハビリをやりたいなんてとても言えない、と考える人も多いのです。

しかし、自分の命を人任せにしてはいけません。現代は、インターネットや書籍などを使って、自分で医療情報を手にすることができる時代です。もちろん情報は玉石混交で、間違ったものや偏ったものもありますが、そのなかから正しいものを見つけて、必要があれば医師に働きかける積極性も必要です。それが、心疾患を予防し、再発させないために重要な自己管理なのです。もし自分に心臓リハビリが必要だと思ったら、自分から率先して医師に心臓リハビリについて尋ねてみることが大切です。

心臓リハビリは対象となる疾患が決まっている

一般的に、心臓リハビリは健康保険が適用になります。ただしその場合、対象となる疾患が定められています。

現在、心臓リハビリの対象となる疾患は、次のとおりです。

・心筋梗塞
・狭心症
・心臓手術後
・大血管疾患（大動脈解離、解離性大動脈瘤、大血管手術後）
・慢性心不全
・末梢動脈閉塞性疾患
・経カテーテル大動脈弁置換術後

これらの病気の場合、通常は心臓リハビリ開始から150日の期間、健康保険が適用されます。ただし例外として、医師が継続の必要があると認めた場合は150日を超えて健康保険が適用されることもあります。

よく患者から尋ねられることのなかで、心臓病の予防のために心臓リハビリを受けたいが、参加できるかという質問があります。まだ心臓病を発症していないけれど、年齢的にもそろそろ心臓を気遣ったほうがいいと思われるので、予防のために、心臓リハビリのプログラムに参加したいというのです。

確かに、健康保険で心臓リハビリを行えば、1回あたりの費用は、医療費3割負担の場合約2000円、1割負担の場合は約700円です。ただし、入院して心臓リハビリを行うのか、それとも外来で行うのかによっても金額は異なります。さらには、心臓リハビリの施設基準によっても変わってきます。

通常は週に3回、30分~1時間程度の運動を実施するので、トレーニングジムに通ったりパーソナルトレーニングを受けたりすると、心臓リハビリに参加するよりも高額の費用がかかる場合が多くなります。それなら保険が適応される心臓リハビリに通ったほうがいいと思うのも当然です。しかも、医療機関での心臓リハビリですから、万が一のことがあったときにも安心です。

しかし残念ながら、疾患の予防のために心臓リハビリに参加することはできません。あくまでも、すでに疾患を経験した人が社会復帰や再発・再入院を予防するために行うものであり、予防を目的としたものではないからです。

それでは、慢性心不全の人は再発や再入院を予防することが目的であれば、いったいどれだけ心臓を健康にして筋力や体力を向上すれば、心臓リハビリを〝卒業〟することができるのだろうと考える人も多いと思います。

その答えは、「生涯、ずっと続けるもの」です。つまり、慢性心不全には完治がありません。たとえクリニックに通院して受ける心臓リハビリは卒業したとしても、そこで学んだことを基に自身で運動を続けていく必要があるのです。心不全以外の疾患についても同様で、心筋梗塞や狭心症を経験した人は、たとえ退院したとしても、発症前に比べて確実に心臓の状態が悪化しています。発症前の状態を100とすると、退院後に100に戻ることはありません。加齢とともに自然と衰えていく心臓を、病気という大敵にも負けず、どれだけ健康に保つことができるか。その闘いは、いってみれば、下りのエスカレーターを全力で駆け上がるようなものです。いつになったら再発のリスクがなくなるのかという問題ではなく、いつまでも再発しないよう、健康に気をつけなければならないのです。

心臓リハビリは、生涯、ずっと続けるべきものである。これから心臓リハビリに取り組む場合は、その認識をしっかりもっておくべきです。

心臓リハビリと運動療法は同じもの？

心臓リハビリは運動療法を中心にしたプログラムです。しかし、「心臓リハビリ＝運動療法」ではありません。あくまでも、運動療法は心臓リハビリにおけるプログラムの一つであり、心臓リハビリとは多職種による包括的プログラムであることを忘れてはいけません。

例えば、骨折をしたあとに整形外科などで行うリハビリは、理学療法士などの有資格者と行う運動療法です。ほとんどの場合、リハビリはマンツーマンで行われ、骨折によって失われた運動機能を回復させ、日常生活へスムーズに復帰できるように、効率的なプログラムに沿って進められます。

そこには、管理栄養士や臨床心理士などによる介入はほとんどありません。最近の食事内容はどうですか、お酒は控えていますか、禁煙は守ることができていますかなど、食事や飲酒、喫煙について尋ねてくれることもありませんし、不眠の問題や体に関する悩みなどを聞いてくれることもありません。

それは、ケガを治すということに焦点を当てたリハビリだからです。その点が、心臓リハビリと違います。

心臓リハビリは包括的なプログラムです。栄養面、生活面、精神心理面などでも指導やカウンセリングを受けることができますし、困ったことがあったら相談することもできます。つまり、生活すべてを見直し、整えることで、心臓を強く元気にしていこうというのが、心臓リハビリの目的です。

なかには、心臓リハビリの運動療法に頼らなくても、自分で散歩したり、ジムに通ってマシンで筋トレしたりしてもいいのではないか、という意見をもつ人もいると思います。どこでどのように行っても運動は運動ですから、それなりの効果が得られることは確かです。

しかし、心臓リハビリで行う運動療法のメリットは、医師や看護師など、心臓の病気について正しい知識をもった人が、心拍数や脈拍などをしっかり管理しながら指導をしてくれるということです。実は、これが心臓リハビリの重要な部分であり、大きな価値があるポイントです。また、心電図や血圧計で体の状態を詳しく確認しながら運動を行うことで、心疾患があっても安全に運動をできる環境だということも重要だといえます。

　心疾患と運動の関係については、さまざまな意見が交わされています。心臓病の人は安静にしているのが一番で、体を動かすべきではないという考えはすでに過去のものとなりつつありますが、本当に運動をしても体に負担はないのだろうかと怯え、低過ぎる負荷で運動を続けている人は大勢います。また、一生懸命運動をしたほうがいいと考え、必要以上に高い負荷をかけて無理を続ける人もいます。負荷が低過ぎる運動も、反対に、負荷が高過ぎる運動も、心臓のことを思えば、あまり好ましいものではありません。

　腕や腹筋、太腿の筋肉などを鍛える一般的な筋トレでもそうですが、適切な負荷をかけて、初めて筋肉は育ちます。軽過ぎる負荷は筋肉の刺激にはなりませんし、反対に、負荷が重過ぎても筋肉にダメージを与えるだけで、成長させることはできません。

心臓リハビリの運動療法も同様で、心臓に対し、適切な負荷をかけることで、初めて効果を期待することができるのです。

ただし難しいのは、心臓に対して適切な負荷はどれくらいか、ということです。知識を身につければ自分でも最適な負荷を計算することはできますが、そうでなければ、走るときの速度や持ち上げるダンベルの重さなどを、なんとなくこれくらいという程度でしか調整することはできません。

糖尿病や腎臓病がある場合には、もっと細かく負荷を調整する必要があります。そのほかにも、高齢者に多い膝の悩みや腰の疾患などがあれば、それらにも気を配らなければいけません。日によっては、昨日は体調が良かったけれど今日はなんだか足が重い、ということもあります。そのように、さまざまな要素を掛け合わせて、自分で運動強度を調整しなければならないのは、至難の業です。

運動は、正しい強度で、適切な時間、きちんとしたフォームで行ってこそ、初めて効果が出るものです。そうしたことをすべて専門家に管理してもらうことができ、指示どおりに行えば効率良く効果を期待できるのが、心臓リハビリの運動療法なのです。

心不全の大敵「サルコペニア」「フレイル」

心不全の再発や再入院と深く関わりをもつものに「サルコペニア」という症状があります。これは、１９８９年にアメリカの学術雑誌で発表された概念で、比較的、まだ歴史が浅い言葉です。

ギリシャ語で「サルコ（sarco）」とは「肉」や「筋肉」の意味、「ペニア（penia）」とは「減少」や「消失」の意味を指します。つまり「サルコペニア」とは筋肉量が減少することであり、一般的には「主に加齢を原因とし、筋肉量と筋力が自然に低下して、身体能力が下がってしまった状態のこと」と定義されています。そのため、「加齢性筋肉減弱現象」とも呼ばれています。

もっと細かく分けると、加齢によるサルコペニアは一次性のものであり、そのほか二次性のサルコペニアもあります。以下は、二次性のサルコペニアです。

①活動量に関連するサルコペニア

寝たきり、不活発な生活習慣、体調不良、無重力状態が原因

②疾病に関連するサルコペニア

重症臓器不全（心臓・肺・肝臓・腎臓・脳）、炎症性疾患、悪性腫瘍や内分泌疾患に付随するもの

③栄養に関連するサルコペニア

吸収不良、消化管疾患、および食欲不振を起こす薬剤使用などに伴う、摂取エネルギーまたはタンパク質の摂取量不足に起因するもの

つまり、単純に加齢が原因としてサルコペニアになるだけでなく、なんらかの原因で寝たきりになったり、臓器不全や慢性炎症などの疾患が原因になったり、薬剤使用が原因になったり、サルコペニアにはさまざまなタイプがあるということです。

特に高齢者の場合、サルコペニアが進行すると筋力が著しく低下し、活動量が減少して、最終的には要介護の状態になったり、寝たきりになったりすることもあります。それをきっかけに認知症を発症することもあり、サルコペニアにならないよう、常に注意深く管理し

なければなりません。

実は、心不全をはじめとする心疾患は、サルコペニアと深い関わりがあります。なぜなら心疾患を発症し、入院したり手術をしたり、あるいは入院まではしなくとも心臓をかばって過剰に安静な生活を続けたりすることによって、どんどん筋肉は萎縮し、サルコペニアが進行してしまいます。

さらに、体を動かさずにいると自然と食欲も落ち、栄養不良の状態になってしまいます。その結果、ますます筋肉は痩せ細り、筋力は低下して、サルコペニアが進行してしまいます。つまり、心疾患を発症してそのまま体を動かさずにいると、どんどんサルコペニアが進み、やがては寝たきりや要介護の状態になるなど、ＱＯＬを著しく低下させてしまうのです。

それからもう一つ、サルコペニアと似た意味をもつ言葉に「フレイル」というものがあります。

「フレイル」とは日本語で「虚弱」と訳され、一般には「加齢に伴い身体の予備能力が低下し、健康障害を起こしやすくなった状態」と定義されています。いってみれば、「まだ障害は起きていないけれど、介護が必要になる一歩手前の段階」ということです。

サルコペニアとの違いは、サルコペニアが筋肉量の減少に焦点を当てているのに対して、フレイルは筋力や心身の活力が低下している状態を示し、体重減少、倦怠感、活動度の低下など、サルコペニアに比べて広範囲の内容を示唆しているということです。

心不全など心疾患を発症すると、息切れや動悸などを理由に、あまり動かなくなります。その結果、筋力が低下してフレイルの状態に陥ります。

また、もともとフレイルで栄養状態が悪い人が心不全などの心疾患を起こすと、治療が難航するケースが多く、症状が改善するまで時間がかかります。

さらに、フレイルになるとさまざまな臓器不全を引き起こしますが、なかでも関係が深いのが腎臓です。実際、慢性腎臓病（ＣＫＤ）の人はそうでない人に比べてフレイルになりやすく、反対に、フレイルになると腎機能も低下しがちです。腎臓は心臓と深い関わりをもっていて、特に慢性腎臓病になると動脈硬化のリスクが高まり、心臓血管病を起こす危険が上昇します。このように、心疾患とフレイルは「一方が発症すれば、もう一方も進行する」という関係性にあり、また、フレイルになると当然、筋肉量も低下してサルコペニアも進行します。

こうした悪循環を断ち切るためにも、心臓リハビリは重要な役割を担います。つまり、心臓リハビリで定期的に体を動かし、筋肉量を保持することでサルコペニアを防ぐとともに、運動で心身を健康に保つことで、フレイルを遠ざけることができるのです。

初めての心臓リハビリ患者からよくある10の疑問

心臓リハビリの概要に加えて、初めての患者からよく質問される10の項目に、まとめて回答します。

①心臓リハビリはどこの施設で受けられるか

日本心臓リハビリテーション学会が定める一定の基準を満たした医療施設で受けることができます。日本心臓リハビリテーション学会のウェブサイトでは、実施している施設を紹介しているので、確認してみるといいと思います。

②心臓リハビリは誰が指導するのか

心臓リハビリは運動、食事、投薬などさまざまな項目にまたがる包括的プログラムです。そのため心臓リハビリは医師、理学療法士、看護師、薬剤師、栄養士、臨床心理士など複数の専門医療職が関わり、患者一人ひとりの症状や状態に応じて、オーダーメイドのリハビリプログラムを実施します。

③心臓リハビリはいつまで継続すればよいか

心臓リハビリは「いつまで」と期限を設定するものではなく、可能な限り、一生続けることが大切です。日本の医療制度では、心臓リハビリの保険適用は「開始してから150日以内」と制限されていますが、例外として、医師が継続の必要があると認めた場合は150日を超えて健康保険が適用されます。

④自宅やスポーツジムで運動することと、医療機関へ通うこととの違い

心臓リハビリの運動療法は、運動中に心拍数や血圧を測定しながら、一人ひとりに適し

た負荷で行います、また、万が一のときには専門の知識をもった医師やスタッフがいるので安心です。一方、スポーツジムでの運動は自分ですべて管理する必要があり、プログラムも自分で作らなければなりません。そのため、適切な負荷を考えることがとても難しくなります。

また、心臓リハビリは運動療法だけでなく、生活指導やカウンセリングなども含む包括的なプログラムです。それが医療機関で行う心臓リハビリと、自宅やスポーツジムでの運動の、大きく異なる点です。

⑤心臓リハビリの費用について

基本的に心臓リハビリは医療保険が適用になり、また、心臓リハビリを行う施設基準によっても金額が変わってきます。1回の心臓リハビリで500～2000円負担が目安です。

⑥どれくらいの頻度で通えばよいか

心臓リハビリを開始して150日以降は、保険適用の決まりで基本的に月4回までの参加が認められています。それ以前は何回でも通うことができますが、私のクリニックでは週2〜3日の頻度で通う人が多くなっています。

⑦運動が苦手でも大丈夫か

心臓リハビリの運動療法は、それほど強度が高い運動を行いません。自立して歩行が可能であれば、誰でも行うことができます。また、理学療法士や健康運動指導士など、運動指導のベテランがサポートするので安心して参加できます。

⑧心臓リハビリは誰でも受けられるのか

保険適用を考えなければ誰でも参加することができます。ただし、医療保険制度による心臓リハビリの対象疾患は、心筋梗塞、狭心症、心臓手術後、大血管疾患（大動脈解離、解離性大動脈瘤、大血管手術後）、慢性心不全、末梢動脈閉塞性疾患、経カテーテル大動脈弁置換術です。

⑨ 心臓リハビリに参加するときは、何が必要か

初めて参加する場合はカウンセリングや見学が中心になるので、特に準備するものはありません。2回目以降は動きやすい格好、室内履き、タオル、水分補給用の飲み物などを準備してください。

⑩ 心臓リハビリではどんな効果が得られるのか

ただ運動機能を回復したり再発を予防したりすることだけが、心臓リハビリの目的ではありません。自律神経が安定して不整脈の予防につながったり、うつ症状を改善して、毎日楽しく過ごせるようになったり、同じ疾患を抱えた仲間ができることで治療に対して前向きに取り組めるようになったりするなどの効果があります。つまり、体を健康にするだけでなく、心の状態も整えＱＯＬを向上することができるのです。

第3章

徐々に負荷をかけて運動機能を向上させる

心臓リハビリの具体的なトレーニング方法

心臓リハビリの運動療法の基礎知識

心臓リハビリの要となるものは、運動療法です。運動療法を安全に、かつ、効果を期待して行うために、医師や看護師から一人ひとりの患者に対し、最も適した運動の方法を提示します。これを「運動処方」といいます。

「運動処方」では、運動の種類、運動の強さ、運動の時間、頻度が示されています。運動処方は心臓リハビリに限らず、ケガのあとや脳卒中のあとのリハビリでも提示されますが、ここでは、医療機関で行う心臓リハビリの運動処方に絞って説明します。

【1】運動の種類

心臓リハビリで行う運動には、さまざまなものがあります。ウォーキング、自転車漕ぎ、体操、ストレッチ、軽い筋力トレーニングなど、いろいろなメニューを組み合わせて行います。

これらのうち、医療機関で提供する心臓リハビリのプログラムにおいて、最も多く提供されているのが歩行訓練と自転車漕ぎです。

歩行訓練は、トレッドミルというマシンを使うのが一般的です。トレッドミルは通常のスポーツクラブにもよく設置されているマシンで、ベルトコンベアのようなものの上を歩いたり走ったりする運動機器です。心臓リハビリで用いる場合には、この上を歩行することで訓練を行います。

自転車漕ぎは、エルゴメーターというマシンを使います。エルゴメーターはペダルを漕ぐ運動機器で、これも一般のスポーツクラブにも似たようなマシンが設置されています。

そのほか、医療機関によっては、軽いエアロビクス体操を行ったり、ダンスを行ったりすることもあります。

トレッドミルやエルゴメーターで行う運動は、有酸素運動にあたります。つまり、体内に酸素を取り込みながら行う運動です。しかし、運動機能を向上させるには有酸素運動だけでなく、筋力トレーニングに代表される無酸素運動を行う必要があり、心臓リハビリでは有酸素運動に加えて、無酸素運動もバランスよく取り入れています。

心臓リハビリで行う無酸素運動は、マシンを使って行うものや、ゴムチューブを使うもの、ダンベルを使うものなどがあります。また、バランスボールを使用し、体幹の筋肉を鍛えることもあり、施設によってさまざまです。

【2】運動の強さ

心臓リハビリで行う運動の強度については、非常に注意が必要です。なぜなら、あまり負荷が高過ぎては心臓にダメージを与えることになり、反対に負荷が低過ぎても心臓に良い刺激を与えることができないからです。

例えば有酸素運動の場合は息がはずむ程度とか、軽く汗ばむ程度がいいとされています。また筋力トレーニングの場合は、ちょっときついと感じる程度が目安です。あいまいな表現であるため、運動に慣れていない場合、どれくらいの強度が適正か見極めるのは難しいと思います。しかし、医療機関で行う心臓リハビリの場合は、医師や看護師、理学療法士などが一人ひとりに適した負荷を提案するので、安心して任せることができます。

【3】運動の時間

心臓リハビリの運動療法では、1日の運動時間は30～60分が最適とされています。

もし医療機関に通わず、自分で運動を行う場合には、今日は30分連続して運動する時間が取れないから、朝と夕方に15分ずつ行うといったように、2回に分割して行っても構いません。

【4】運動の頻度

心臓リハビリの運動療法は、週3～7回行うことが推奨されています（ただし、重症例は週3～5回）。医療保険での定めもあり、医療機関での心臓リハビリは週3回までの通院が基本です。

運動は「有酸素」と「無酸素」の併用が基本

心臓リハビリでの運動療法は、有酸素運動と無酸素運動を併用するのが基本になります。なぜなら、有酸素運動と無酸素運動では異なる効果があり、どちらも心疾患の再発を防ぐためには必要なものだからです。

【1】有酸素運動の効果

体内に酸素を取り込みながら行う有酸素運動は、体に対してさまざまな効果をもたらします。まず挙げられるのが、心肺機能の強化です。それと同時に歩いたり、ペダルを漕いだりすると、下半身（特にふくらはぎ）の筋肉が鍛えられます。

ふくらはぎは「第二の心臓」と呼ばれ、ポンプのような役割を果たす大事な部位で、この筋肉が発達していると、下半身を流れている血液がきちんと心臓まで送り返されます。有酸素運動を継続して行うと、「第二の心臓」が強化され、結果的に心臓の負担が軽減されます。酸素を取り込みながら行う運動は、体内にたくさんの酸素が入ってくることになるため、自然と血流も促されます。そのため、有酸素運動は心肺機能を強くしてくれるのです。

また、有酸素運動には代謝を改善して病気を予防する、という効果もあります。有酸素運動は体内に蓄積された脂肪や余分な糖を燃焼させる効果があります。そのため、全身の血流が改善して体の隅々まで酸素や栄養素が届けられるようになります。

その結果、全身の代謝が上がり、新陳代謝が活発になって、糖尿病や脂質代謝異常を予防・改善したり、血圧を正常値に近づけたり、さまざまな効果を期待することができます。

それから、有酸素運動にはストレスを解消するという効果もあります。多くの人が経験したことがあると思いますが、軽くジョギングしたり、ウォーキングしたりしたあとは、スッキリした気持ちになるものです。これは、有酸素運動が交感神経の働きを抑え、副交感神経を優位にしてくれるからです。

人間の自律神経は交感神経と副交感神経で成り立っており、ストレスや緊張を感じたときには交感神経が優位になり、リラックスしているときには副交感神経が高まります。適切な強度で有酸素運動を行うと、自律神経は自ずと副交感神経が優位になり、リラックス効果を得ることができます。また、適度に体を動かすと心地よい疲労感に包まれるため、快眠効果も期待することができます。

【2】無酸素運動の効果

従来、心疾患の患者は無酸素運動（筋力トレーニング）を行ってはならないと考えられていました。重いダンベルを持ち上げたり、腕立て伏せを繰り返したりする筋力トレーニングをすると、トレーニング中、自然と息を止めてしまい、無酸素の状態になります。すると血圧が上がり、心臓の負担が増加してしまうからです。

しかし近年では、その考え方は完全に塗り替えられています。現在では、「身体的負荷が軽度な筋力トレーニングは、心疾患の予防や発生に役立つ」という考えが普及しているのです。

なぜ、負荷の軽い筋力トレーニングが心疾患の予防に良いかというと、筋肉の萎縮を防ぎ、筋力をつけるのに効果を期待できるからです。

このように、負荷の軽い筋力トレーニングのことを「レジスタンストレーニング」といいます。「レジスタンス（Resistance）」とは、日本語で「抵抗」を意味します。

つまり、筋肉に軽い抵抗（負荷）をかけながら行う運動のことを、「レジスタンストレーニング」というのです。

一般的にレジスタンストレーニングは筋肉量増加、筋力向上、筋持久力向上という3つの効果があり、プロのアスリートから高齢者まで、さまざまな人に適しているトレーニングです。

特に高齢者の場合、上肢よりも下肢の筋力が落ちやすい傾向にあるため、心臓リハビリのレジスタンストレーニングでは、とりわけ下肢にターゲットを絞って行います。レジスタンストレーニングを行うことにより、サルコペニアやフレイルを予防することができ、また、高齢者にとって寝たきりにつながるリスクの高い骨粗鬆症を防いだり、肥満などの生活習慣病を防いだりする効果も期待できます。

運動を始める前に、まず負荷試験を行う

心臓リハビリの運動療法を始めるにあたり、まず、決定しなければならないのは、「どの程度の負荷で運動を行うべきか？」ということです。

運動の強度を決定する方法にはいくつかありますが、重要な指針の一つに「最大酸素摂取量（Maximal Oxygen Uptake)」というものがあります。これは運動中、体内に取り込まれる酸素の最大量を示すもので、有酸素性能力や有酸素性パワーとも呼ばれます。

簡単に説明すると、「最大酸素摂取量に達したタイミングが、その人にとって最も強度の高い運動である」ということです。

最大酸素摂取量は1分間に体重1キログラムあたり、取り込むことができる酸素の量（mℓ／kg／分）を示します。そのため、VO2max（Volume〔量〕、O_2〔酸素〕、max〔最大値maximum〕）というふうに略されます。

人間は呼吸によって酸素を取り入れ、これを利用して糖や脂質を燃やしながら運動エネルギーを生成しています。運動強度が高くなったり、運動の時間が長くなったりしたら、それだけたくさんの酸素が必要になるということですから、最大酸素摂取量はどれだけ運動を持続できるか、ということを計測する目安になります。そのため、最大酸素摂取量は全身持久力の指標として用いられています。

最大酸素摂取量を運動強度の決定にどう活かすかというと、具体的には最大酸素摂取量が50％程度の運動強度が目安になります。通常、心臓リハビリの運動療法では中強度の運動が良いとされており、逆算すると「最大酸素摂取量が50％程度」なのです。

最大酸素摂取量を測定するにはいくつかの方法がありますが、正確に測定することができるのは、心肺運動負荷試験（CPX）と呼ばれる方法です。これは、専用の採気用マスクを着用した状態で、トレッドミルやエルゴメーターで運動を行い、少しずつ負荷を高めていくことで、摂取できる酸素の量を測定するものです。酸素摂取量は時間の経過や運動強度の上昇に伴い、少しずつ増加していきますが、ある一定レベルの運動強度に達すると、それ以上、増加しなくなります。そのポイントが、その人の最大酸素摂取量である、ということです。

心肺運動負荷試験では、運動中、呼気の温度や呼気の酸素濃度、吸気の酸素濃度、炭酸ガス濃度を測定します。それによって、現在、どれくらいの負荷が体にかかっているか評価することができるのです。

例えば、有酸素運動を行っていると、ある時点で呼気に含まれる二酸化炭素の量が多くなります。これは、有酸素運動から無酸素運動へ切り替わったということであり、このポイントのことを嫌気性代謝閾値（または無酸素性代謝閾値。Anaerobic Threshold：ＡＴ）といいます。

このポイントに達すると、筋肉のエネルギー消費に必要な酸素供給が追いつかなくなり、血液中の乳酸が急激に上昇し始めます。これは心臓リハビリの運動療法を処方するうえでは非常に重要な項目で、嫌気性代謝閾値を超えて運動強度を上げてしまうと、血圧や心拍数の増加が著しくなり、心臓や血管系の負担が大きくなって、呼吸がますます苦しくなってしまいます。そのため、心臓リハビリの運動療法は、この嫌気性代謝閾値を超えない範囲内で行わなければなりません。

また、心肺運動負荷試験の検査中は心電図を記録しているため、万が一、運動によって胸痛や不整脈が誘発されれば、すぐに感知することができます。特に、腎臓病や糖尿病を患っている人は、動脈硬化などにより血管が狭くなっていることが多いので、運動中に胸の痛みを感じることが多くなります。

どれくらいの運動強度で、どれくらい心拍数が上昇すると胸の痛みや不整脈が発生するのか、心肺運動負荷試験では運動強度との関連性で調べることができるため、正しい運動療法を処方することができ、安全です。運動療法を行うときだけでなく、日常生活における行動でも、息が苦しくなってきたから少し運動のペースを落とそうなど、活動をセーブすることにより胸痛や不整脈を予防できるようになります。

それから、酸素摂取量から身体活動の強さを示すＭＥＴｓ（メッツ）を導くこともできます。

ＭＥＴｓはエネルギー代謝を示す指数であり、簡単にいえば、安静時の何倍の身体活動・

運動強度に相当するかを表す単位です。例えば、座って安静にしている状態が1METs、調理や皿洗いは3・3METs、階段を降りるのは3・5METs、ランニング（6・4キロメートル／時）は6・0METsなど、項目ごとに身体活動の強さが定められています。そのため、最大酸素摂取量を調べることで、自宅でどれくらい体を動かしたらいいのか、また、心臓の安全性を考え、どんな活動を避けたほうがいいのかなどを知ることができます。

普段の運動強度はボルグ指数で決定する

運動の強度を決定する方法には、さまざまな方法があります。心肺運動負荷試験を行うことが可能な場合は、それにより、最大酸素摂取量や嫌気性代謝閾値を導き出すことによって、運動の強度を決定します。

特に、嫌気性代謝閾値が分かると、どれくらいの運動強度なら有酸素運動を維持することができ、血圧や脈拍を異常に上昇させることなく安全に運動を継続できるかということが分かるので、心臓リハビリの運動療法には非常に有用です。

しかし、心肺運動負荷試験を行うには、特殊な設備が必要です。血圧、心電図、酸素飽和度などをモニターしながら運動を行わなければならないため、医療機関によっては心肺運動負荷試験を行うことができない場合もあります。

その際に、運動強度を決定するときの目安となるのが「ボルグ指数」です。

ボルグ指数とは、運動がどれくらいきついか自分の感覚的に示す目安のことをいいます。「安静時」の状態を6、「もう限界」という状態を20とし、その範囲内でどれくらいその運動がきついか、感覚的に判断するのです。

ボルグ指数が13のときの運動強度は、ちょうど、嫌気性代謝閾値の運動強度に等しいと考えられているため、心臓リハビリでは、ボルグ指数が11～13の範囲内で運動することが推奨されています。特に、心不全の既往がない場合にはボルグ指数が13、既往がある場合にはボルグ指数11で運動を行うのがよいとされています。

ボルグ指数13とは、「軽く息がはずむ」「軽く汗ばむ」といったレベルの運動です。それを超えてボルグ指数が15になると、「ハード（きつい）」という状態になり、運動の強度はやや超過となります。嫌気性代謝閾値を超えるので、有酸素運動から無酸素運動へ切り替わり、血圧や脈拍の増加、不整脈の発生などが懸念されます。

ボルグ指数

スコア	自覚症状
20	（もう限界）
19	very very hard（非常にきつい）
18	
17	very hard（かなりきつい）
16	
15	hard（きつい）
14	
13	somewhat hard（ややきつい）
12	
11	fairly light（楽である）
10	
9	very light（かなり楽である）
8	
7	very very light（非常に楽である）
6	（安静時）

嫌気性代謝閾値

●「軽く息がはずむ」
●「軽く汗ばむ」

心不全なし：ボルグ 13 点
心不全：ボルグ 11～13 点

出典：アメリカスポーツ医学会編：
運動処方の指針［第7版］.2006年

そのため心臓リハビリにおける運動療法では、ボルグ指数11～13の範囲内で運動を行うことが推奨されています。

ボルグ指数は、あくまでも個人の感覚的な判断に基づくものですが、さまざまな研究結果から導き出されており、指数の数字を10倍すると、心拍数と同程度になるよう設計されています。もちろん、年齢や既往などにより若干の差異はありますが、運動強度を調べるときの目安となるだけでなく、日常生活でも、例えば階段を急いで駆け上がるのが「かなりきつい」と感じるから、ボルグスコア17で心拍数は170に相当すると分かります。

心拍数の平均値は、健康な成人（安静時）で60〜100ですから、心拍数が170というのは、非常に危険な数値であり、不整脈が起きるリスクを事前に察知することができます。

このように、ボルグ指数の概要を知っておくことは日常生活で体に無理をさせないことにもつながるので、知識として覚えておいてもいいと思います。

心臓リハビリ実施の流れ

心臓リハビリの運動療法は、いったい、どのように行われるのか、具体的な実例として私のクリニックのケースを挙げます。

【1】環境

心臓リハビリは、クリニックの2階で行います。床面積は約40平方メートルで、室内を「有酸素エリア」と「無酸素エリア」に分けています。

「有酸素エリア」にはトレッドミル、エルゴメーターなどのマシンを並べており、「無酸素エリア」ではレジスタンストレーニング（筋力トレーニング）を行うスペースを用意しています。そのほか、トレーニングウエアに着替えられるスペースも確保しています。

これから心臓リハビリを始めるという初心者には、まず一度、実際に他の人たちが運動している様子を見学してもらいます。どんな人が、どんなふうに運動療法を行っているのか理解し、雰囲気を知ってもらうことが目的です。実際、ほとんどの患者が見学後に参加を決意していますが、なかには「自分は体力に自信がないから、この運動にはついていけない」と参加を断念する人もいますし、「これくらいのレベルならわざわざクリニックに通院しなくても、自分でできる」という人もいます。

そういう場合は無理にリハビリへ通うことを勧めず、普段の診察だけ続けてもらいます。

心臓リハビリに参加することが決まったら、運動強度を決定します。

基本的なプログラムは医師が考え、あとは運動療法を担当する理学療法士が適宜アレンジしながら行います。

もし、ほかの医療機関から転院して私のクリニックに通うことになり、以前に治療を行っていたところからの紹介状をもっている場合には、そこに運動能力などが記載されていることがあるので、そのときにはその内容を参考にしながらプログラムを決定します。

【2】当日、来院したら

まずは心拍数、血圧などのバイタルをチェックし、体重を測定します。その日の体調など、特に問題がなければ運動療法をスタートします。もしこの時点で血圧が高い場合、または動悸や体調不良などを認めた場合は、その日は運動療法をお休みして、すぐに診察を受けてもらいます。運動を行うことによって、さらに血圧が上昇することが予想され、場合によっては不整脈や心臓発作などの危険があるためです。

運動療法を行う際には、医師と運動療法を担当しているスタッフが連携しているため、万が一でも患者に何か異変が起きた場合には、すぐに対応できる体制を整えています。

基本的に運動療法は集団で行われます。人数は医療機関によって異なりますが、私のクリニックの場合は3〜4人のスタッフに対し、患者は最大5人までで行っています。

もちろん、日によって参加者の人数は異なりますし、また、運動強度が患者によって異なるので、その際には運動強度が近しい人同士を組み合わせ、グループ分けして行うこともあります。

ちなみに私のクリニックの場合、参加者の平均年齢は70歳くらいで、これまでの最高齢は80代後半です。

【3】運動療法

①有酸素運動

ウォーミングアップのあと、まずは、有酸素運動を行います。心臓リハビリの運動療法は、有酸素運動を25分行ったあと、レジスタンストレーニング（筋力トレーニング）を25分行うというように、ガイドラインによって流れが定められています。

有酸素運動はトレッドミルによるウォーキングか、エルゴメーターによる自転車漕ぎを行います。そのほか、医療機関によってはローイングといって、ボートを漕ぐ動作をするマシンを使って運動することもありますし、軽いエアロビクス体操を行うところもあります。

私のクリニックでは、たいていの場合はエルゴメーターによる自転車漕ぎを行います。なぜトレッドミルではなくエルゴメーターをメインで利用するかというと、転倒の心配がないからです。

トレッドミルの場合、ベルトコンベアのようなものの上を一定のペースで歩くので、万が一足がもつれたり滑ったりしては、転倒の危険が伴います。高齢者の場合、転倒して大腿骨や腰椎を骨折するとそのまま寝たきりになってしまう可能性があり、ＱＯＬを著しく低下させてしまいます。

そのため、転倒のリスクが少ないエルゴメーターを主に使用しています。ただし、今日は自転車を漕ぐより歩きたいという人がいれば希望を優先することもありますし、人によってはエルゴメーターよりもトレッドミルのほうが適している場合もあります。

例えば下肢に動脈硬化のある人は、エルゴメーターで自転車漕ぎをするよりもトレッドミルでウォーキングをするほうが下半身の負荷を増やすことができ、動脈硬化の予防に効果的です。その場合はトレッドミルを使用します。

②レジスタンストレーニング（筋力トレーニング）

有酸素運動を25分間行ったら、次はレジスタンストレーニング（筋力トレーニング）を行います。レジスタンストレーニングの内容は医療機関によって異なり、一般的なスポーツジムにあるようなウエイトマシンを使うところもありますし、ゴムバンドやバランスボールを使うところもあります。私のクリニックでは主に、ゴムバンドを使ったトレーニングを実施しています。

トレーニングで使用するゴムバンドはセラバンドといって、長さ2メートル、幅が12・5センチメートルのもので、とても薄いのが特徴です。もともと医療向けリハビリ用品として開発され、今では世界60カ国において、リハビリテーションの現場で使用されています。セラバンドは、カラーによってゴムの強さが異なり、強度マイナス2からプラス5まで、全部で8段階に分かれています。

このうち、心臓リハビリで用いるのはだいたい強度マイナス2～ゼロです。あまり体力に自信がない高齢者の場合には、強度マイナス2を使いますし、50代くらいで体力に自信がある人は強度ゼロのものを使用します。

トレーニングではこのセラバンドを使い、さまざまなプログラムを行います。片端を足で踏み、バンドを手に持って引き上げることで腕の筋肉を鍛えたり、バンドの端を固定し、もう片方の端を足首にひっかけて足を開いたり閉じたりすることで、下肢の筋肉を鍛えたりします。

バンドを使ったトレーニングのメリットは、それぞれの体力や運動能力に応じて負荷を調整できるということです。長さを調整することで負荷に強弱をつけることもできますし、バンドを替えて負荷を上げたり下げたりすることもできます。

それから、バンドを使ってトレーニングを行うと、体の表層にある筋肉（アウターマッスル）だけでなく、深層にある筋肉（インナーマッスル）にも効かせることができ、効率よく筋力の向上を図ることができます。

また、一つの器具でいろいろな部位をトレーニングできるという汎用性や、特定の効果に対してさまざまなアプローチが可能ということも、バンドを使ったトレーニングのメリットです。なかにはスクワットの動作が難しい人もいるかもしれませんが、長座の姿勢になり、足にバンドをひっかけて前方へ蹴り出すだけで、スクワットと同じ効果を得ることができます。

さらに、バンドは非常に軽く、万が一落としてもケガの心配がありません。さまざまな意味で、セラバンドなどゴムバンドを使ったトレーニングは心臓リハビリに適しているといえるのです。

私のクリニックでは、セラバンドを使ったトレーニングによって、上半身と下半身をバランスよく鍛えます。一つの動作につき、15回を1セットとして数セット行ったり、きつそうな場合には10回を1セットとして数セット行ったりします。

その日、集まった患者の顔ぶれによっては、ゴムバンドを使ったトレーニングではなく、ヨガマットを敷いて自重運動を行ったり、体幹トレーニングを行ったり、若い人が多い場合には腕立て伏せやスクワットをしたりすることもあります。

【4】終了

有酸素運動とレジスタンストレーニングが終了したら、最後に整理体操をして終了になります。

その日に行った運動の内容は、ワット数やトレーニング中の心拍数などを含めて、電子カルテに記録します。内容はすべてのスタッフで共有し、次回、患者が来院したときには必ずこれまでの履歴を確認し、運動強度を決定します。

会話もリハビリの一つ

心臓リハビリの特徴は、グループで行うということです。一人のスタッフが複数の患者を指導しながら、きつくないですか、胸が苦しくないですかなど、一人ずつ声掛けをします。実は、この会話も心臓リハビリでは非常に重要な要素です。運動中は心拍数や血圧など、モニターに映る数値だけでなく、スタッフが患者と会話したり、患者の様子を観察したりすることで、運動が適切に行われているのか確認するのが大切なのです。

特に気をつけたいのは、運動しながら、会話をすることができているかということです。心臓や肺に負担をかけず、安全に運動を続けるには、嫌気性代謝閾値を超えない範囲で運動を行うことが必要です。嫌気性代謝閾値を超えないということは、酸素を取り込みながら有酸素運動ができているということです。

心臓リハビリの運動療法で行う有酸素運動は、軽く息がはずむ程度や、おしゃべりしながら行える程度が目安ですから、運動中に息があがってしまってスタッフと会話ができないという状態では、すでに有酸素運動の範疇を超え、無酸素運動の域に入ってしまったといえます。

そうなると、心拍数や脈拍は異常に上昇し、心肺機能に悪影響を与えてしまいますから、すぐに負荷を下げる必要があります。そうしたことを判断するために、スタッフは患者との会話を繰り返し、目や耳を使って負荷が適切かどうか判断しているのです。

運動中だけでなく、スタッフは患者と積極的に会話をします。ウォームアップからトレーニングへ移る間や、トレーニング中のインターバルなど、できる限り隙間の時間を使って、スタッフは患者に話しかけます。

例えば、最近ちゃんと眠れているかと尋ねて、あまり眠れていないとか、すぐに目が覚めてしまうといった答えが返ってきたら、その理由を尋ねます。もしかしたら、普段より心拍数が高めだったり、血圧が上がっていたりする可能性があります。

または、なにか心配事や悩みがあって眠ることができないとも考えられます。病気のことや家族のことなど、悩んでいることがあればそれを解決する手立てを考えることが必要ですし、もしかしたらホームヘルパーや心理カウンセラーなどの手助けが必要なこともあります。

「高齢になれば誰でも眠りが浅くなるもの」と片付けてしまえば、それ以上話を広げることはできませんが、注意深く話を聞いていけば、ちょっとした心身の異変に気づくこともできます。

あるいは、最近階段を昇るときに息がしんどくなってきたという患者がいたら、狭心症の可能性があるから先生に診てもらいましょう、と対策を打つことも可能です。

そのように、迅速に治療へ移行できるところが、心臓リハビリのメリットです。必要に応じて診察を受けることもできますし、検査をしたり、薬を処方したりすることもできますから、わずかな異変も見逃すことがありません。

つまり患者からいろいろな話を引き出すというのも、心臓リハビリにおける運動療法の目的であり、心臓リハビリが包括的プログラムたる所以なのです。

心臓リハビリはチームで行う

心臓リハビリには、多彩な肩書きをもつスタッフが関わっています。

医療機関で心臓リハビリの提供を始めるには、次の人員をそろえなければならないことがガイドラインによって定められています。

①医師

心臓リハビリを実施する時間帯に循環器内科または心臓血管外科の医師が勤務していることに加え、心臓リハビリの経験を有する医師が1人以上勤務していること

②看護師と理学療法士

心臓リハビリの経験があり、心臓リハビリ業務を専従とする理学療法士または看護師が、合わせて2人以上勤務していること（1人は専任の従事者でも可）

まず医師についていえば、循環器内科や心臓血管外科の医師が勤務していることによっ

て、心臓リハビリ中、万が一患者の状態が急変したときにでも、すぐに対処することができますし、場合によっては総合病院など、連携する医療機関において適切な対応を取ることができます。

それから、看護師と理学療法士については、心臓リハビリの経験がある人が２人以上、勤務していることが条件になります。

私のクリニックで行う心臓リハビリテーションでは、合計７人のスタッフが関わっています。それぞれ所持している資格は異なり、理学療法士、看護師、健康運動指導士などさまざまです。

理学療法士とはPhysical Therapist（ＰＴ）とも呼ばれ、日本理学療法士協会によれば「ケガや病気などで身体に障害のある人や障害の発生が予測される人に対して、基本動作能力（座る、立つ、歩くなど）の回復や維持、および障害の悪化の予防を目的に、運動療法や物理療法（温熱、電気等の物理的手段を治療目的に利用するもの）などを用いて、自立した日常生活が送れるよう支援する医学的リハビリテーションの専門職」と定義されています。

簡単にいえば、理学療法士は「動作の専門家」です。寝返る、起き上がる、立ち上がる、歩くなど、普段、日常生活を送るうえで基本となる動作をスムーズに行えるよう、さまざまなテクニックを用いて患者をサポートします。時には、関節の可動域拡大や、筋力の強化、麻痺の回復、痛みの軽減などの治療を目指したり、動作練習や歩行練習など能力向上を目指した練習を行ったりして、患者の自立的な生活を支援します。

それから健康運動指導士とは、公益財団法人健康・体力づくり事業財団によると、「保健医療関係者と連携しつつ安全で効果的な運動を実施するための運動プログラム作成および実践指導計画の調整等を行う役割を担う者」と定義されています。

こちらは「運動の専門家」となり、個々人の心身の状態に応じ、安全で効果的な運動を実施するための運動プログラムを作成したり、指導を行ったりする人たちです。もともと、日本人が生涯を通じて健康であるために１９８８年からスタートした資格で、これまでも疾病予防、介護予防、各世代の体力増進などの分野において、運動指導や健康運動の普及など幅広く活動してきました。

近年では、メディカルフィットネスという新しい領域の健康運動が普及しており、医療分野の専門家と連携しながら、医療的要素を取り入れたフィットネスや健康指導がさまざまな分野で広がりつつありますが、ここにおいても健康運動指導士は重要な役割を果たしており、人々に運動を指導したり、プログラムを作成したり、国民の健康増進に大きく貢献しています。

そのほかにも看護師や管理栄養士などが心臓リハビリに関わっていますが、運動療法の中心となるのは、理学療法士と健康運動指導士です。

私のクリニックでは、理学療法士3人(常勤2人、パート1人)と、健康運動指導士4人が在籍しています。完全予約制で心臓リハビリを行っているので、実施状況に応じてシフトを組んでいますが、少ないときでも理学療法士と健康運動指導士は合わせて3~4人が出勤しています。

指導のリーダーにあたるのは、心臓リハビリテーション指導士という資格をもつ理学療法士です。

心臓リハビリテーション指導士とは、医師、看護師、理学療法士、臨床検査技師、管理栄養士、薬剤師、健康運動指導士など限られた職種の人だけが取得できる資格で、「心臓リハビリテーション指導の実地経験が1年以上あること(または、心臓リハビリテーション研修制度により受験資格認定証の交付を受けていること）」など、条件を満たした人だけが試験を受けることができます。

心臓リハビリテーション指導士は理学療法士などのスキルアップ資格です。本来チーム医療として進める心臓リハビリにおいて重要な役割を担うことができるなど、いってみれば、心臓リハビリの中核となることができる職種です。

私のクリニックでは、この資格をもった理学療法士が中心となって心臓リハビリを進めているのですが、実際の細かな役割は一人ひとり異なります。

例えば、健康運動指導士の一人は管理栄養士の資格ももっているので、患者に対する栄養指導を行うこともできます。また、これまで運動指導のセミナーを開催してきたなど、大勢に運動を指導する経験が豊富なスタッフもいます。

そもそも、理学療法士は1対1で患者と向き合い運動機能の改善や向上をサポートすることが多いのですが、健康運動指導士は通常1対多数で運動の方法を指導します。そのため最大で5人程度のグループレッスンが基本の心臓リハビリでは、健康運動指導士のティーチング技術が非常に役立つのです。

反対に、治療として運動を指導する技術や知識は、理学療法士の本分ですから、そのようなシーンでは理学療法士がもつ専門的なテクニックが役立ちます。このように、お互いが得意な領域を持ち寄り、チームとして患者をサポートする体制を整えているのが心臓リハビリの特徴です。

実際、どのようなスタッフを集めているかは医療機関によって大きく異なり、健康運動指導士だけで行っているところも少なくありません。また、運動療法を一緒に行う患者の人数もバラバラで、私のクリニックでは同時に最大５人で行っています（日によっては１人で行うこともあります）。

誰がどのような環境で指導するのが好ましいかは一概にはいえませんし、一緒に運動を行う患者の最大人数については、今のところガイドラインで決まりがないため、人数が多いから良くない、または少ないから良いということもいえません。

しかし、医療機関によって運動を指導する環境はまったく異なります。もしこれから心臓リハビリに参加したいと考えている場合は、その医療機関がどのような資格をもつ人が、どのように指導しているのか、一緒に運動を行う患者は最小と最大で何人になるのかなど、詳細を確認しておくことが大切です。また、可能な限り実際に運動療法を行っている様子を見学し、有酸素運動とレジスタンストレーニング（筋力トレーニング）ではどのようなプログラムが行われているのか、負荷はどのように設定されているのか、スタッフによって負荷は調整されているのか、トレーニング中にもスタッフが患者に対して積極的に話しかけ、患者の様子を観察しているかなど、細かく確認しておくといいと思います。

「いつもと同じ負荷」と安易に考えてはいけない

心臓リハビリを行ううえで最も大切なことは、一人ひとりに適した負荷を考えるということです。電子カルテを見て、前回のトレーニングメニューを確認し、「今回も前回と同じ」というわけにはいきません。

人によって、「前回は体調が良かったけれど、今日はいまひとつ」ということもありますし、逆のこともあります。そういうときには、きちんと今日の状態に適した負荷を考えなければなりません。

なかには、体調をうまく伝えることができない患者や、あまり体調が良くなくても異常ありませんと答えてしまう人もいます。そういうときでも、きちんと患者の様子を観察し、言葉だけでなく態度や口調、目の輝き、肌の色つや、声の大きさなどさまざまな要素から患者の状態を判断し、その日の負荷を考えなければならないのです。

こうしたことは、理学療法士や健康運動指導士など心臓リハビリを指導するスタッフが配慮すべき問題ですが、本来なら患者自身に気をつけてほしいことでもあります。なぜなら、高齢者になると自分の体調が良くないことにあまり気づかず、つい無理をしてしまい、症状がある程度進行してから医師の診察を受けるというケースが多いからです。

例えば心臓リハビリのために医療機関へやってきたのはいいけれど、なんとなくいつもより体調が悪い、だるい、ドキドキするなど異変を感じるときには、スタッフに伝えることが大切です。血圧や心拍数などを測定して普段より数値が上がっている場合には、今日は運動をやめて診察だけにしましょうという話になることもあります。定期的に運動を続けていると、運動を休むということに罪悪感を抱きがちですし、せっかく来たのだからと無理してでも運動をしたくなるかもしれませんが、今日は運動を休むという冷静な判断が、のちのち命を救うことになる場合もあるのです。

また、運動をしているときに次のような症状があったら、無理をせずにすぐスタッフに話をして運動を休止する必要があります。

・胸が痛い　↓　狭心症の発作の可能性あり
・息が苦しい　↓　心不全の悪化の可能性あり
・動悸がする　↓　不整脈の発作の可能性あり
・めまいがする、ふらつく　↓　血圧が変動している可能性あり
・いつもより発汗が多い、冷や汗が出る　↓　循環不良や低血糖を起こしている可能性あり

時には普段よりペダルが重く感じられ、いつもの調子が出ないと感じることもあります。そんなときはついムキになって頑張ってしまうものですが、むしろそんなときこそペースダウンをして、必要があれば休息することが必要です。特に時間の経過とともにペダルを漕ぐ回数が落ちるようなら、その負荷は今日の自分にとって大き過ぎるということです。運動を指導しているスタッフに話し、負荷を緩めてもらうことが大切です。

鍛えたい部位に語りかける

レジスタンストレーニングをしているときに気をつけなければならないことは、反動をつけないことと、今どの部分の筋肉を動かしているのか、きちんと意識することです。筋肉は非常に正直な性質で、今どの部位に効かせたいのか考え、その部位に語りかけるような意識でトレーニングを行えば、正しい筋力アップにつながるといわれています。

例えば腹筋を鍛えるトレーニングをしているなら、お腹の部分を頭のなかでイメージし、「今はこのあたりの筋肉を動かしている」と意識するのです。そうすると、きちんと効かせたい部位に刺激を与え、トレーニングの効果を期待することができます。

また、レジスタンストレーニングを行うときには有酸素運動と同じく、呼吸を止めないということも大切です。

レジスタンストレーニングは無酸素運動といって、短時間のうちに強い力を発揮する運動です。誤解されがちですが、無酸素運動だからといって呼吸をしないわけではありません。通常、有酸素運動では筋肉を収縮させるためのエネルギーを、酸素を使って作り出しますが、無酸素運動では酸素を使わず、糖を使ってエネルギーを作ります。そこから、無酸素運動と呼ばれているだけであって、運動中に呼吸をしないという意味ではありません。

しかし、無酸素運動を行った経験が少ない人は、つい呼吸を止めてしまいがちです。特に、力を入れる場面などでは無意識に踏ん張ってしまう人も多いと思います。

ですが、そうやって息を止めながら筋肉に負荷のかかるトレーニングを行うと、当然体内に酸素が回らなくなってしまいます。やがては血圧が上がり、心臓や血管に大きな負担がかかることになりますから、呼吸困難や動悸などで倒れてしまうリスクもあります。

そのため、レジスタンストレーニングを行っているときでも、必ず呼吸を続けることを意識します。今、何回そのトレーニングを行っているのかをカウントしてみることで、口に出さなくても自然と呼吸が続きます。

呼吸をするタイミングですが、一般的には、力を入れるときに吐き、元に戻るときに吸うといわれています。例えばスクワットであれば、立ち上がるときに息を吐き、しゃがむときに息を吸うことになりますし、セラバンドを使った二の腕のトレーニングであれば、肘を曲げたときに吐き、伸ばすときに吸うことになります。

しかし、トレーニングに慣れていない場合は、呼吸のタイミングを見つけることがなかなか難しいと思います。その場合はあれこれと深く考え過ぎず、自然な流れで呼吸を続けてみます。大切なことは呼吸を続けることですから、タイミングをややこしく考えず、自然に呼吸を続ければ大丈夫です。

頑張り過ぎない、楽をし過ぎない

トレーニングをする場合、患者の傾向は大きく2つのタイプに分かれます。一つは、つい頑張り過ぎてしまうタイプで、もう一つはあまりつらいのは好きではなくできるだけ楽をしたいと考えるタイプです。

前者の場合は、まじめな性格の人が多いように思います。つらくなければトレーニングではないとばかりに、必要以上に頑張り過ぎてしまうのです。

しかし、頑張り過ぎるトレーニングは、かえって体にダメージを与えてしまいます。そもそも心臓リハビリが必要な人たちは、心肺機能が健康だったときより低下しているのですから、リハビリを頑張り過ぎて、心肺機能にダメージを与えてしまっては、本末転倒になってしまいます。

息がゼーハーと切れていたり、気づくと呼吸が止まっていたりするほどのきつさで運動を続けていると、心臓は安静時よりももっとたくさんの血液を送り出さなければならなくなり、相当な負荷がかかってしまいます。

また、レジスタンストレーニングやストレッチをしているときも、つい息を止めて頑張ってしまいがちですが、息が止まると筋肉がぎゅっと固くなって緊張し、期待した効果を得られないどころか、ほかの部位に痛みや痺れなどの症状を引き起こしてしまうこともあります。

トップアスリートのトレーニングなら話は別ですが、心臓リハビリで行う運動療法では、「頑張り過ぎない」のが基本です。ニコニコした表情を保ち、おしゃべりができるくらいの強度で運動を続けることが大切です。

一方で、できるだけ楽をしたいとばかりに、負荷が足りないトレーニングをするのもよくありません。それでは筋力や運動能力の向上に役立ちませんし、心肺機能を鍛えることもできません。

心臓リハビリは本来、心疾患の再発や再入院を予防することが目的ですから、トレーニングによって期待した効果を得られなければ、目的を達成することができません。

心臓リハビリの運動療法は、頑張り過ぎないこと、そして、楽をし過ぎないことのバランスが必要です。そのために、心臓リハビリを行う前に心肺運動負荷試験などを行って、一人ひとりに最適な負荷をしっかり計算する、また、トレーニング中にも随時体調の変化に目を配り、適切な負荷をキープすることが大事なのです。

楽しいから続けられる

心臓リハビリの運動療法においては難しい専門用語も多く、これから運動療法を始めるという人にとっては、なかなか理解できないこともあると思います。

しかし、医療機関で提供する心臓リハビリのプログラムに参加する場合は、難しいことを考える必要はありませんし、運動のメニューや強度、時間などはすべてスタッフが考えてくれます。運動はそれに従って行えばいいので、安心して参加してほしいです。

適切な運動負荷を考えたり、心電図をモニタリングしたりすることは、確かに心臓リハビリにおいてとても重要なことですが、実は、それよりもっと大切なことがあります。

それは、楽しく心臓リハビリを続けるということです。

人間は、楽しいと思うことなら無理なく続けることができます。反対に、つまらないとかきついと思うことは、早くやめてしまいたくなります。心臓リハビリも同様に、面白いとか楽しいと思えば続けられますし、面白くないと思えば通うのをやめたくなります。

ある研究によると、心臓リハビリの脱落率は、アメリカ、イギリス、カナダなど高所得国では12～56％（心臓リハビリの施行期間は6週～12カ月）、それより所得が落ちる中所得国では55～82％（心臓リハビリの施行期間は8週～3カ月）ということが分かりました（日本循環器学会と日本心臓リハビリテーション学会合同ガイドラインより）。

つまり、高所得国でも継続率はそれほど高くないのです。継続率を下げる要因としては、併存疾患があることや、リハビリ施設までのアクセスが良くないこと、費用の問題などが挙げられました。

それでは、日本ではいったいどれくらいの人が心臓リハビリを継続しているのかというと、通常、外来の心臓リハビリ継続率は3割といわれています。先述した研究結果と比較すると、アメリカやイギリス、カナダのような高所得国には及ばず、中所得国と同程度です。10人、心臓リハビリを始めても、継続できるのはわずか3人ということですから、7人は疾患の再発や再入院を予防するチャンスを放棄しているということになってしまいます。これは、あまりにももったいないことです。

私のクリニックの場合、心臓リハビリの継続率は75%以上です。なぜ平均と比較して高い数値を記録しているのかというと、とにかく参加者に楽しんでもらうということに焦点を当て、さまざまな施策を考えているからです。

心臓リハビリは継続することで、初めて効果が得られるものです。また、心疾患の予防は生涯にわたって行わなければなりません。そのためには、患者に楽しいと思ってもらい、続けたい、通いたいと思ってもらわなければ無意味になってしまいます。

そこで私のクリニックでは心臓リハビリに携わるスタッフが知恵を出し合い、患者に続けてもらうための環境づくりを頑張っています。

例えば、音楽に合わせて体を動かすなど楽しく運動できる工夫をしたり、プログラムのメニューが多彩だったりすることは、私のクリニックの特徴です。

また、患者とスタッフの距離をできるだけ縮めることも意識していて、体調や睡眠の状況、食事の内容など、なんでも気軽に話ができる関係づくりにも努力しています。心臓リハビリのスタッフは、ともするとかかりつけの医師よりも患者にとっては身近な存在です。毎回、リハビリのたびに顔を合わせ、日常会話を含めてさまざまなことを話し、時には家族の話や悩み、愚痴なども話します。そうした関係性を築くことで、あの人と約束したから心臓リハビリに行こうというふうに、自発的に足が向くようになるのです。

また、複数の患者を相手にしているときは、一人だけと話をせず、全員に話をふるなど、ちょっとした心掛けも大切です。なかには、ＭＣの役割をこなすのが得意なスタッフもいるので、まるで司会者さながらに多くの患者に話をふり、場を盛り上げることもあります。

そのほかにも、私のクリニックでは自宅でも運動ができるよう、簡単な動画を作ったり、ホワイトボードに「心臓リハビリ通信」と題して患者に知っておいてほしい情報を書いたり、飽きずに通える工夫を行っています。

特に「心臓リハビリ通信」は患者からも好評で、スタッフが心臓リハビリの効果を高めるコツや、生活習慣改善のポイントなどをまとめており、図解を交えながら分かりやすく書くことで、患者にも興味をもって読んでもらえます。多くの場合、患者は自分の心臓がどのような状態で、どのような治療やケアが必要なのか、あまり気にしていません。医師に言われたからといって指示されたとおりのことを継続していればまだいいほうですが、疾患について十分に理解していないがために、リハビリや治療を自己判断で中断してしまい悪化することもあります。

心臓リハビリを継続してもらい、その効果を高めるためには、まず患者に病気の実態や治療の目的を理解してもらうことが必要です。「心臓リハビリ通信」として、分かりやすくポイントをまとめ、視覚的にも理解してもらえるような工夫をしているのはそのためです。

コロナ禍ではなかなか実現することが難しかったのですが、これからは患者の家族も集め、「健康運動教室」を開催したり、ウォーキングの会を開いたり、さまざまなアクティビティも計画していきたいと思っています。そのように患者だけでなく、家族も巻き込んだイベントを企画することで、病気に対する家族の理解も深まり、治療や予防に対して家族一丸となって取り組むことができると考えています。

「笑顔になって帰るクリニック」がコンセプト

私のクリニックで心臓リハビリに参加している患者は、ほとんどが近隣の住民です。そのため、多くの人が徒歩や自転車で通院しています。クリニックまで歩くことがウォーミングアップになり、クリニックに到着したときにはすでに体が温まっているという人も多く、運動療法を行うには、非常に良いコンディションだと思います。

ほとんどの人が通い始めて数カ月で効果を実感しており、初めの頃は家族に車で送迎してもらっていたけれど、最近は徒歩で通っているという人もいます。心臓リハビリによって得られた効果としては、階段の上り下りが楽にできるようになった、ウォーキングが楽しくなった、心臓がドキドキしなくなったなど、心肺機能の向上を話す人が目立ちます。

それだけでなく、夜ぐっすり眠れるようになった、毎日いきいきと暮らせるようになったなど、心理面での変化を感じている人も多いですし、そのほか、心臓リハビリに通うようになって友達ができたという人も大勢います。

心臓リハビリに通う人は、程度の差こそあれ、心臓に不安を抱えている人たちです。心筋梗塞を経験した人もいますし、慢性の心不全に悩まされている人もいます。自分と同じ病気を抱えている人たちが、頑張って運動に励んでいる様子は、確実に励みになります。

みんなが頑張っているのだから自分も健康になるために頑張ろう、という意欲が湧き起こるのは、実は心臓リハビリがもたらす最大のメリットだといえます。

私のクリニックで心臓リハビリに参加している患者のなかには、当初、心臓以外の疾患で通院していた人たちも大勢います。例えば、高血圧のため定期的に受診して薬を処方してもらっていたという患者が、細かく検査をしてみたら実は心臓も弱っていることが分かり、心臓リハビリに参加するようになった、というケースもあります。

あるいは、糖尿病の治療のために通院していたけれど、ある日突然不整脈の一種である心房細動を起こし、その結果慢性心不全へ移行してしまった患者が、心臓リハビリへ通うようになったというケースもあります。

心房細動は確かに危険な不整脈ですし、慢性心不全も徐々に心肺機能を衰えさせ、やがては死につながる怖い疾患です。しかし、心房細動を発症する前から私のクリニックに通院していたこともあり、早いうちに心臓リハビリを開始できたことによって、症状の再発を防ぐとともに、悪化も防ぐことができています。これは、心臓リハビリが治療と予防の両面から、患者の健康をサポートしていることの実例だと思います。

楽しく運動ができるという噂を聞いて、自分も参加したいと訪ねてくる人もいます。残念ながら、心臓リハビリは保険適用の対象となる疾患が決まっているので、誰でも参加できるものではありません。しかし、心臓リハビリに参加している人たちが、少しずつ元気になり、いきいきと街を闊歩する姿を示すことは、間違いなく、心臓リハビリの普及につながります。同時に、心疾患に悩んでいる人たちにとって、非常に頼もしく、心強い存在になるはずです。

心臓リハビリの知名度は、まだそれほど高くなく、心臓リハビリが必要な人の数に比べて、実際に行っている人の数は大きく下回っています。しかし、心臓リハビリに参加して、はつらつとした日常を取り戻している人の姿は、何よりも、心臓リハビリの認知度アップに貢献します。もっと心臓リハビリのプログラムを提供する施設が増え、ますますたくさんの人が心臓リハビリによって健康的な生活を取り戻すことができれば、心疾患で命を落とす人の数は減り、健康寿命の長い、真の意味での長寿社会が実現するはずです。

第4章

食事、睡眠、健康管理……

整った生活習慣が心臓リハビリの効果を最大化させる

心臓の強い人が実践している習慣とは？

「心臓の強い人」という表現を、耳にすることがあります。しかし、当然ながらその強さを目にすることはできません。

例えば、上腕二頭筋が太い人とか大腿四頭筋がたくましい人のように、腕や足の筋肉は目で確認することができます。しかし心臓の筋肉は体内にあるため、直接見ることができません。

心臓の強弱を見極めるのには、そのための指標を用いる方法があります。

最も分かりやすいのは、心臓のポンプ機能がきちんと働いているかということの確認です。心臓は、全身に血液を送り出すポンプのような役割を果たしています。心臓の大きさは、成人で握りこぶしくらいのサイズがあり、そんな小さな心臓が収縮したり、拡張したりすることによって、足のつま先から頭のてっぺんまで、血液を送り届けているのです。

この事実だけを考えてみても、心臓にどれだけの負荷がかかっているか、イメージしやすいと思います。

心臓のポンプ機能がきちんと働かなくなると、心臓は血液を全身へ送り届けるために、なんとか対処しようとします。その結果、心拍数が多くなったり、心臓が大きく肥大したりします。あるいは、血管を収縮させることで血圧を保とうとし、その結果、高血圧の状態が続いてしまいます。

これらを心臓の代償機転といいますが、この作用も長い間は続きません。いずれ心臓の動きは悪くなってしまい、やがては心不全の状態になってしまいます。

つまり、心拍数が正常であったり、心臓の大きさが普通であったりすれば、きちんと心臓のポンプ機能は働いていると見ることができるのです。

それから、自覚症状でも心臓の強さや弱さを知ることができます。動悸がする、胸が痛む、息切れがする、むくみがあるなどの症状が見られる場合は、なんらかの原因で心臓が弱っている可能性があります。

心臓の強さや弱さとは、いったい何に起因しているのかというと、非常に多くの要素があります。加齢は心臓を弱らせる非常に大きな要因ですし、高血圧や糖尿病、脂質異常症などの生活習慣病も、心臓を弱らせる危険因子です。

危険因子の数と心臓病の危険度

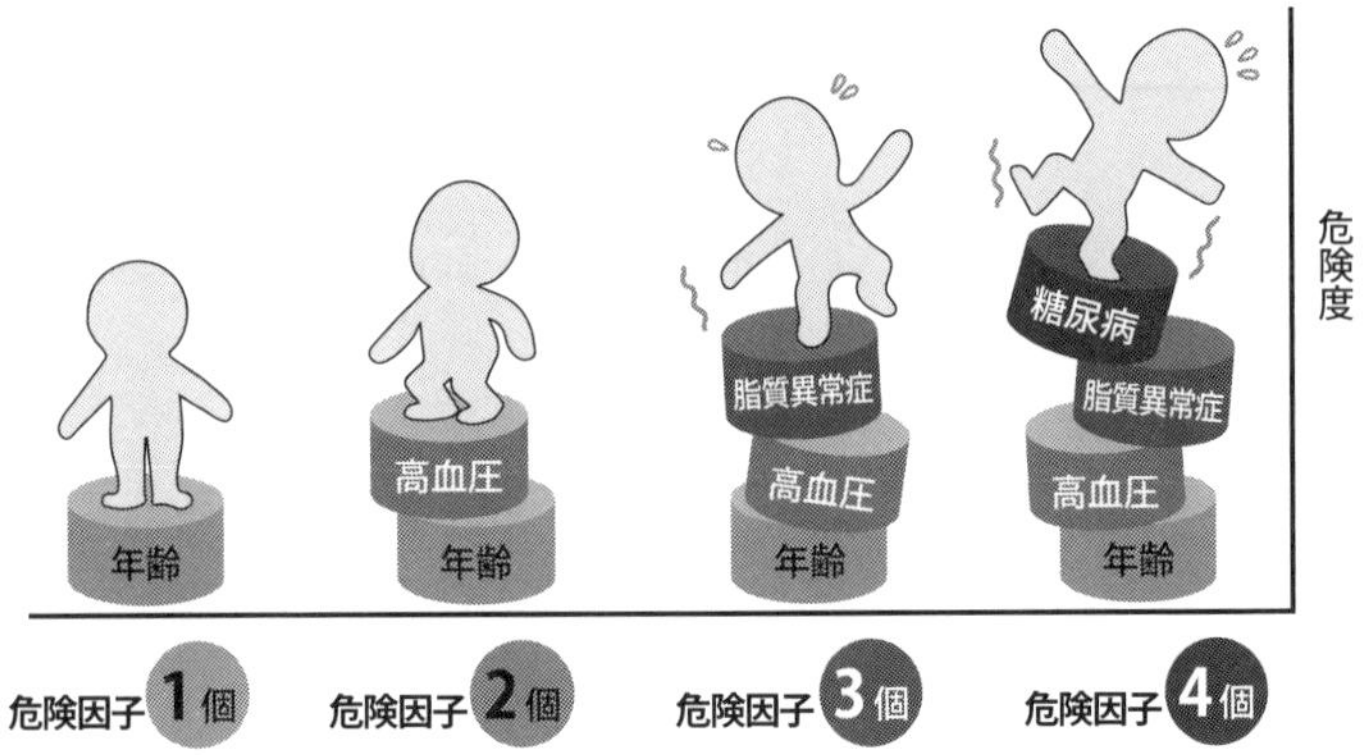

出典：日本心臓財団ホームページを基に独自作成

加齢は誰にでも等しく訪れるものですから、避けることはできません。しかし高血圧や糖尿病などは生活習慣の改善などで遠ざけることができます。つまり、こうしたリスクをコントロールし、高血圧や糖尿病、脂質異常症などにならないよう気をつけることが、心臓を強く保つ秘訣なのです。

心臓が強い人が無意識に行っている生活習慣とは、高血圧や糖尿病、脂質異常症にならないような生活と言い換えられます。

高血圧や糖尿病、脂質異常症にならないためにはどうすればいいかというと、答えは簡単で、規則正しい生活を続けるということです。

高血圧、糖尿病、脂質異常症は生活習慣病の代表格です。つまり、生活習慣に起因して発症するということですから、生活の柱となる運動・食事・睡眠という3つの要素に気をつけ、無理をしない生活を送ることが大切なのです。

心臓に「良い運動」と「悪い運動」

運動が大切だからといって、闇雲に体を動かすのは誤りです。基本的には、心臓リハビリの運動療法で行っているように、有酸素運動とレジスタンストレーニング（筋力トレーニング）を組み合わせて行うと、体にとって安全で高い効果が期待できます。

①どれくらいの強さで、運動をすればいいのか？

有酸素運動であれば、ウォーキングなど軽めのものが推奨されていますが、ウォーキングと一口にいっても、行う人によって速度や距離は異なります。競歩に近いスピードでテンポ良く歩く人もいれば、止まるかどうかといったスピードでのんびり歩く人もいます。

心臓リハビリとしてウォーキングを行う場合、スピードの目安は軽く汗ばむ、ややきついなと感じる、おしゃべりしても息切れがしないといったことが目安になります。

一方、レジスタンストレーニングの場合は自重トレーニングやスクワット、体幹トレーニングなどを行うことを推奨します。特に自重トレーニングは、器具を使わず、自分の体重で負荷をかけて行うトレーニングであるため、体に余分な負荷がかかりません。直立の姿勢でかかとを上げ下げしてふくらはぎの筋肉を鍛えたり、仰向けになって腹筋運動を行ったり、できるところから行うことが大切です。

②どれくらいの時間、運動をすればいいのか?

有酸素運動の場合、まずは息がはずむ程度の速度で、20~30分ウォーキングをすることから始めてみます。楽しく続けるためにも、また、会話をしても息切れがしないということを確認するためにも、家族や友達など、誰かと一緒にウォーキングをするといいと思います。

一方、レジスタンストレーニングは、時間よりも回数でカウントします。頑張れば20回できるといった強度の運動を、毎日１～２種目続けると効果が期待できます。

③どれくらいの頻度で運動をすればいいのか？

有酸素運動もレジスタンストレーニングもできれば毎日、難しければ週３日程度行うことが目安です。レジスタンストレーニングは、昨日は腹筋を鍛えたから今日は背中など、毎日ターゲットとなる部位を変えると、全身を満遍なく鍛えることができます。

反対に、心臓に悪い運動とはどんなものか考えてみます。

心臓に悪影響を与える運動には、次のような特徴があります。

・頭に血がのぼるような運動（例：重量挙げをする、重いダンベルを持ち上げる、など）
・息が切れるくらいの運動（例：全力疾走する、長時間走り続ける、など）
・重過ぎる負荷を使って行う運動

これらの運動をすると心拍数が上がり、かえって心臓に負担をかけてしまいます。運動不足は心臓を弱らせますが、「過ぎたるは猶及ばざるが如し」というように、過度な運動も心臓を弱らせます。

適切な運動強度を設定するには、ボルグ指数が役立ちます。心臓に良い運動は、ボルグ指数が11（楽である）から13（ややきつい）の範疇におさまっている必要があります。

体調は日によって異なりますから、運動をしているときは必ず、今の状態はきついか、それとも楽かなど、自分に対して問いかけると、その日の自分にとって最適な運動強度を設定することができます。

「心臓ファースト」の食事術

心不全や心筋梗塞、狭心症など、命をおびやかす心疾患の原因は、すでに解き明かされています。食生活、運動、睡眠、喫煙など、日々の生活習慣を見直すことで、それらの疾患を予防したり、悪化を防げたりすることは、さまざまな研究により明らかになっています。

そのなかでも、運動と並んで特に重要なのが食生活です。人間の体は、毎日食べたもので作られていますから、どういったものを食べているのか、食事の内容が重要です。

それではいったい、心臓を労る食事とはどのようなものかというと、心臓ファーストの食事術は、主に次の３つを控えめにすることで、実現することができます。

①脂肪分を控えめにする

脂肪が多くなると、自ずと適正体重を上回り、肥満を招いてしまいます。肥満の人はそうでない人に比べて、酸素や栄養素を全身へ送り届けるのに、圧力が必要になります。その分、心臓の負担が大きくなり、心疾患へつながりやすくなるのです。

また、脂肪分が多い食事は、動脈の血管壁にＬＤＬコレステロール（悪玉コレステロール）を蓄積させます。その結果、血管壁にプラークが作られ、血液の通り道が狭くなって動脈硬化を招きやすくなります。動脈硬化は心筋梗塞や心不全の重大な原因ですから、脂肪分が多い食事はそうした心疾患へつながるリスクが高いということになります。

②糖質を控えめにする

糖質の摂取量が多いと慢性的に高血糖の状態が続いて血管の壁が傷つきやすくなり、動脈硬化を進行させます。そうすると、高脂肪の食事と同じように心疾患のリスクが高まるのです。また、糖質の多い食事は肥満にもつながりやすくなります。

③塩分を控えめにする

塩分が多い食事を続けると血圧が高くなり、血管に大きな負荷がかかります。その結果、動脈の壁に負担がかかって確実に動脈硬化を進行させ、心疾患のリスクが高くなります。

このように脂肪、糖質、塩分の3つを控えることが、心臓ファーストの食事術の大前提になります。このなかで、とりわけ気をつけたいのが塩分です。

日本人の場合、大半の人が塩分を取り過ぎています。塩分の取り過ぎには気をつけてくださいと、耳にタコができるくらいあちこちで指導されているはずなのですが、それでもやはり取り過ぎている人がほとんどです。

年齢調整した、食塩摂取量の平均値の年次推移（20歳以上）

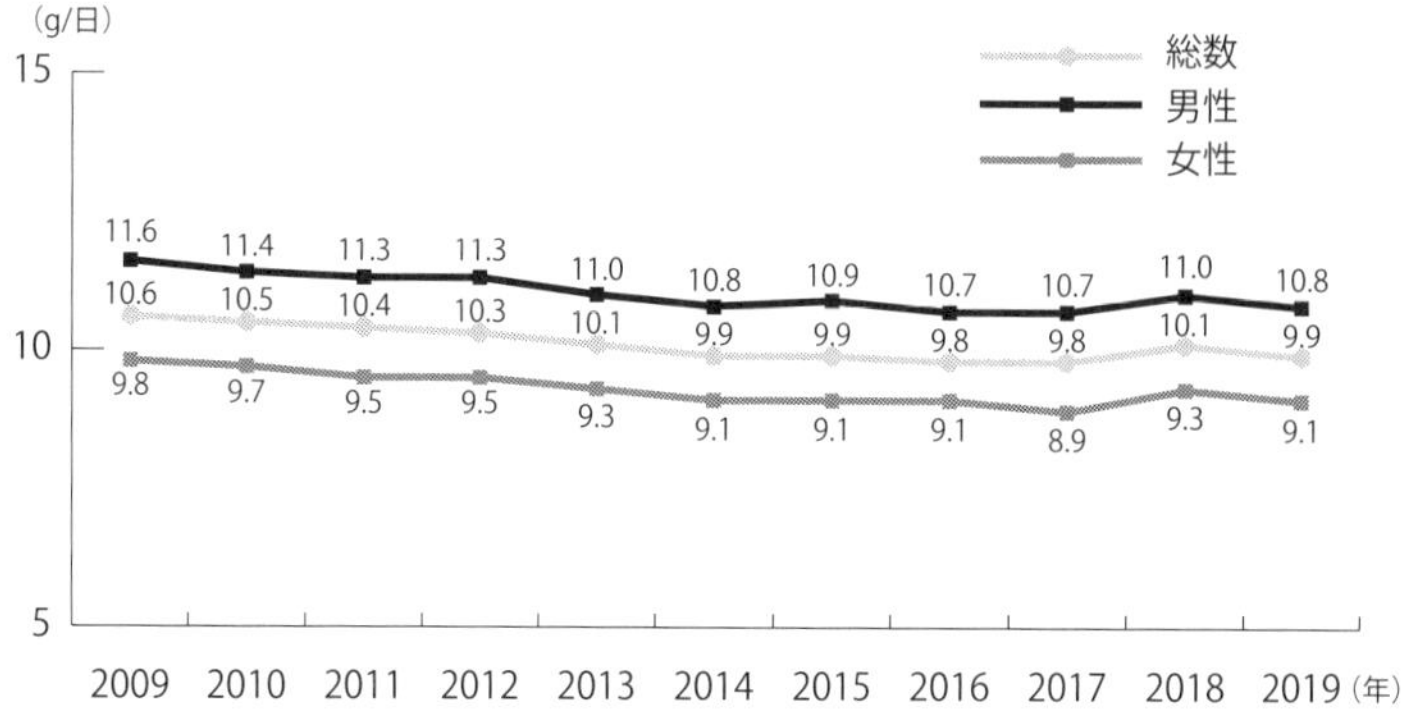

出典：厚生労働省「令和元年 国民健康・栄養調査結果の概要」

なぜ日本人は塩分過多になりがちかというと、そもそも日本には、味噌や醤油などの調味料をはじめ漬物や干物などといった、塩を多く使用するものを食する文化が古くからの伝統として根づいており、その味になじんでしまっているからです。

誰でも、慣れ親しんだ味を変えるのは好まないものです。健康に良くないからといって塩分を控えめにした食事にすると、多くの人が物足りない、味気ないと感じるはずです。食事は人生のなかで重要なポジションを占める大切な行為ですから、健康に良くないと知っていても、つい、いつもの食生活を続けてしまうのです。

日本人が１日にどれだけの塩分を摂取してい

るかというと、２０１９年の「国民健康・栄養調査結果の概要」によると食塩摂取量の平均値は10・1グラム（男性10・9グラム、女性9・3グラム）でした。

世界保健機構（ＷＨＯ）が世界基準として目標に定めている食塩の摂取量は、1日あたり5・0グラム未満です。また、日本高血圧学会が高血圧治療ガイドライン２０１４にて定めた、高血圧予防のための目標量は、1日あたり6・0グラム未満です。これらと比較すると、現在の数値は目標には遠く及ばないことになってしまいます。

現在、平均と同じくらいの食塩を摂取していると仮定すると、毎日4～5グラムの食塩摂取を控えなければならないことになります。いったい、4～5グラムの食塩とはどれくらいかというと、塩小さじ1杯がちょうど5グラムです。調味料以外で見れば、あじの開きが1尾で1グラム、梅干しが1個で1・8グラム、ロースハムが1枚で0・5グラムです。

漬物については、きゅうりの漬物1切れが0・5グラム、たくあん1切れが0・4グラムです。

また、手軽に食べられる外食のメニューでは、醤油ラーメンが7・3グラム、きつねうどんが5・8グラム、カレーライス（ビーフ）が3・9グラムです。

こうやって見てみると、毎日どの食べものをどれくらい控えればいいか、なんとなくイメージしてもらえると思います。

食塩の摂取量を減らすには？

メニューごとに食塩の含有量をなんとなく記憶しておくことは、食塩の摂取量を減らすことに役立ちます。例えば外食に出かけ、テーブルに食卓塩が置かれていたとしても、小さじ1杯で塩分5グラムとか、ひとふりで1グラムだとしたら2回振ったら2グラムなどと計算できれば、ふりかけるのはやめておこうと歯止めをかけることもできます。

このように、調味料からダイレクトに摂取する食塩は、自分自身でコントロールすることができます。自炊をしているならば、塩や醬油、味噌などの使用を普段の半分程度にするだけで、大幅に食塩の摂取量を減らすことができます。

そんなことをしたら、食事がまずくなってしまう……と考える人もいると思います。その場合には、だしの風味を活かしたり、酸味や辛味を上手に使ったりすることで、味に変化をつけることができます。また最近では、減塩調味料もおいしいものが市販されていますから、そうしたものを活用するのも良いアイデアです。

ただし、味が物足りないからといって、砂糖やみりんを普段よりたくさん使うのはＮＧです。そうすれば確かに塩分を減らすことはできるかもしれませんが、今度は糖分の取り過ぎになってしまいます。その点、酢は食後血糖値の上昇を抑制したり、体脂肪や内脂肪を減少させたり、血圧を低下させたりする働きがありますから、積極的に使いたいものです。

また唐辛子などの辛味成分は代謝を上げたり、脂肪分解を促進したりする働きがあります。血行も促進し、体の冷え対策にも効果があります。ただし、たくさん摂取すると血圧が上昇したり、胃腸に負担をかけたりすることもありますし、なかには下痢をする人もいます。少量でも十分味に変化をつけることができますから、使用量を加減することが大切です。

このように、調味料として摂取する塩分は、自分の工夫次第で減らすことができますが、一方、自分でコントロールすることができない塩分もあります。例えば干物やパン、麺類、練り物、加工肉、海産物などはすでに調理されていますから、自分で塩分を減らすことはできません。

そうなると、塩分を減らすにはそういった食べものを摂取しなければいいと考えてしまいますが、それは現実的ではありません。すぐに食べられて、調理の手間がかからない食品は、食生活にとって頼もしい味方です。しかし、そうした食品ほど多くの食塩を含んでいるといっても過言ではありません。

それではいったい、どうやって食塩の摂取量を減らせばいいかというと、まずはパッケージの成分表示を確認することを習慣づけます。１食（または１袋）あたり、どれくらいの塩分が含まれているのかをチェックできれば、自分が１日でどれくらいの塩分を摂取しているのか計算しやすくなりますし、減塩の目安にもなります。

患者から時々、高血圧は遺伝するのですかと尋ねられることがあります。確かに血圧の上がりやすさは遺伝が関係していることが分かっていますが、親が高血圧だからといって、必ず自分も高血圧になるわけではありません。高血圧は、両親から受け継いだ遺伝的な要因だけでなく、食生活、運動状況、喫煙などの生活環境も合わさって、相互作用によって発症します。

とはいえ、一緒に暮らしている家族は、自然と塩分の高い食事を好んだり、大食いで肥満が多かったり、運動不足で外出が嫌いだったり、似たような生活習慣を送ることが多くなります。そのため高血圧の60％は、もともと親から受け継いだ遺伝的な要因に、食生活や運動不足など、家族で似た生活環境を送っているという環境要因を合わせたものとされています（高血圧ガイドライン２０１９）。

もし両親ともに高血圧の治療を行っている場合は、自分もそれを受け継ぐリスクが高くなります。そして、その傾向は子どもへと受け継がれていきます。

そうしたサイクルを断ち切るためにも、できるだけ減塩を心掛け、塩分が少ない食事でも満足できるように慣れておくことが大切です。

カロリー計算を一瞬で行う方法

肥満は心疾患にとって大敵です。私のクリニックでは心臓リハビリを受けている患者に対して毎月1回、体組成計で体重や体脂肪率、筋肉量、内臓脂肪レベルなどを計測しています。ひと月に1回の測定ですから、それほど大きな変化がないことも多いのですが、ダイエットを頑張っている人にとっては、少しでも結果が出れば大きな励みになります。

こうして、自分の努力がなんらかの形で成果として示されると、ますます頑張ろうとやる気になるものです。体重測定など、定期的に自分の努力を評価する機会を設けることが大切です。

とはいえ、ダイエットで悩んでいる人にとって、カロリー制限は大きな敵です。なぜかというと、食べもののカロリーを覚えなければ、食事内容を調整することができないからです。

例えば、昼食を外食で済ませようとしたとき、そばにするか、ラーメンにするかで悩んだとします。なんとなくラーメンよりそばのほうが、低カロリーで低脂肪だろうなということは想像ができます。しかし、パスタとラーメンならどちらのカロリーが低そうか、すぐに分かる人はそう多くないと思います。あるいは、ハンバーグとカレーならどちらが低カロリーか、なかなかパッと分かりません。

カロリー制限の難しさはここにあります。つまり、食べもののカロリーを覚えておかなければ実践することができないのです。

そこで私は、ファミリーレストランのメニュー表や自宅ポストに投函される宅配メニューのチラシなど、普段からメニュー表をよく見る習慣をつけることを指導しています。こうしたメニュー表には必ずカロリーが記載されているため、なんとなくカロリーを頭に入れておくだけでも食事のときに役立つのです。

すべてを細かく暗記する必要はありません。ただ、ラーメンならこれくらい、パスタならこれくらいとカテゴリー別に大雑把に暗記しておけば、いざ外食するときにメニューを選ぶ際の参考になるはずです。自宅で調理をするときにも、天ぷらそばにするとカロリーがこれくらい上がるから、山菜そばにしたほうがヘルシーだなといった具合に判断できます。

また、コンビニなどで弁当や惣菜を買う場合には、必ずパッケージに表示されたカロリーをチェックする習慣も大切です。必ずしも暗記する必要はありませんが、そうしたことの蓄積で、パッケージを見ないでも、「このメニューなら、カロリーはこれくらい」と分かるようになるはずです。そうした日常の小さな積み重ねが、やがては大きな違いを生むのです。

高齢者に多いのですが、30代や40代の頃と同じような食生活を続けながら、太ってしまったと嘆いている人がいます。それは当然です。年齢が上がれば上がるほど、基礎代謝は落ちますから、若かった頃と同じ分量を食べていれば、体重が増えていくのは当たり前です。

しかし、自分では年齢が上がったという意識があまりないためか、同じような食生活を漫然と続けている人も少なくありません。働き盛りだった頃、あるいは家事や子育てで大忙しだった頃と同じようなメニューを食べ続けていれば、肥満になるのも当然です。年齢に応じて体は変化していきますから、それとともに、食べるものや食べる量も変えなければならないのです。

特に注意してほしいのが、子どもや孫と同居している場合です。育ち盛りの孫が食べるメニューと、活動量が低下している高齢者が食べるメニューが同じものであってはいけません。別メニューを作る時間がないという場合も多いかもしれませんが、たとえ同じメニューであったとしても、食べる量の調整が必要です。

食べものは、年齢や活動量などによって変えるべきです。それが健康的な食生活であり、心身の健康につながっていきます。

外来で受診した患者に、日々の食生活について尋ねると、明らかに食べ過ぎているという人が少なくありません。

ご飯１杯が何キロカロリーだと思うかを尋ねてみても、ほとんどの人がすぐに答えることができません。正解は約２５０キロカロリーで、続けてそのカロリーを消費するためにはどれくらい運動したらよいかと尋ねても、また困ったような顔をされてしまいます。

約２５０キロカロリーを消費するには、体重70キロの人で約１時間のウォーキングが必要で、体重が50キロの人が１時間ウォーキングをしても、だいたい１８０キロカロリーしか消費できず、ご飯１杯分にもならないということを説明すると、たいていの人がご飯１杯のエネルギーを消費するのがそんなに大変なことだとは知らなかったと驚かれます。

知識として知っているかどうかによって、健康状態は大きく変わります。知識として仕入れるかどうかは、自分の興味関心次第です。

まずは、自分の健康状態に興味をもつことが大切です。体重、体脂肪率、筋肉量、内臓脂肪レベル、それから、心拍数、血圧、脈拍など、自分の現状をきちんと知ること、そしてそれにふさわしい生活へ少しずつシフトしていくために、日常的な食べもののカロリーになんとなく気を配ったり、調味料の使用量を少しだけ控えてみたり、そうした小さな努力が心疾患の予防にはとても役立つのです。

心不全の高齢者に最適な水分摂取量とは？

便秘に悩んでいる高齢者は少なくありません。２０１９年に厚生労働省が発表した「国民生活基礎調査」でも、60代後半から便秘に悩む人が大きく増えていることがうかがえます。70代前半までは、便秘に悩む人は女性のほうが多いのですが、70代後半になると男女ともに便秘の悩みを抱えている人が多くなります。

便秘の原因はたくさんありますが、加齢に伴って増加する便秘は、多くの場合、大腸の蠕動運動が弱くなっていることが要因です。これを弛緩性便秘といいます。

通常、便は大腸が蠕動運動を行うことによって、腸の内容物が肛門まで運ばれます。蠕動運動とは腸管の口側が収縮し、肛門側が弛緩することで、腸の内容物を押し出していく運動のことを意味します。胃で消化された食べものはドロドロの状態で小腸を経由し、大腸へと運ばれます。腸の内容物は蠕動運動によって移動しながら、腸管の壁から水分が吸収されることで形づくられていきます。

しかし高齢になると、筋力が低下したり、蠕動運動に関わる自律神経が乱れたりするため、蠕動運動の働きが弱まってしまいます。その結果、便が長時間大腸にとどまることになり、過剰に水分を吸収してしまい、便がカチカチに固くなって便秘になるのです。

また、高齢になると便を押し出す力が弱くなることも、便秘の原因になります。便を体外へ出すときには、お腹に力をかけて腹圧を高め、その圧によって便を排泄します。しかし加齢に伴い、この筋力が衰えてしまうと、どうしても力むことができなくなり、便秘になってしまいます。

また、食生活が原因となって便秘が起こる場合もあります。例えば、高齢になるとどうしても食欲が落ち、食べる量が少なくなってしまいます。便は食べたものの残りかすですから、食事の摂取量が減れば、便のかさも減ってしまいます。

また、食物繊維の摂取量が少ないことも、便秘の原因になります。食物繊維には、腸内環境を整えたり、便そのものの量を増やしたりする働きがありますから、この摂取量が減れば便を作る腸の環境も乱れ、また、便自体の量も減ってしまいます。

さらに、加齢とともにのどの渇きを感じる機能が低下してしまい、慢性的に水分が不足しているということも、便秘の原因になります。摂取する水分の量が減少すれば、どうしても便の水分量も減ってしまいます。そのためカチカチの便になり、排便のときに苦労することになってしまうのです。

そのほかにも、加齢に伴い、便意を感じにくくなる場合もありますし、また、病気の治療のために服用している薬の副作用として、便秘が起きているケースも少なくありません。

しかし、便秘は心疾患にとって大きな敵です。便秘になると排便をするときにかなり力まなくてはならなくなります。それによって血圧や脈拍が上昇しますから、心臓にも大きな負担がかかります。便通が良くないと、心不全が悪化しやすいことが分かっていますし、他の研究によると、便秘の重症度が高くなればなるほど、心筋梗塞や狭心症などの発症率が高まることが指摘されています。

高齢者が便秘にならないようにするための対策としては、次の3つが挙げられます。

①運動をして食欲を湧かせ、食事をしっかり取る

高齢になって食欲が落ちる人は少なくありませんが、その原因として大きなものが運動量が少ないということです。運動量が多くなれば自然と食欲が湧きますし、食べる量も増

えます。また、全身の筋肉に刺激を与えることで大腸の蠕動運動は促され、排便がスムーズになります。

②食事を工夫し、バランスよくしっかり取る

高齢者は、あまり食欲がないからといって、1日1食で済ませたり、簡単なもので片付けたりしてしまいがちです。特に一人暮らしの場合には、わざわざ作るのも面倒だからといって、スーパーやコンビニなどで買ってきたおにぎりや惣菜で済ませてしまうという人も多いと思います。

食事で気をつけたいことは、量と質です。まず量をしっかり確保するために朝食は必ず食べることが大切です。朝に食事をすると大腸の蠕動運動が刺激され、排便がスムーズになります。

また質では、腸内の善玉菌を増やす食べものを積極的に取ることが大切です。ヨーグルトやキムチ、漬物などには善玉菌が含まれていますし、オリゴ糖や水溶性食物繊維は善玉菌のエサになります。特に食物繊維は腸の蠕動運動を促す効果があるので、果物、海藻、

芋類、豆類などを取ることが大切です。

③水分をしっかり取る

体内の水分が不足すると便が硬くなり、スムーズに排出されなくなります。そのため、こまめな水分補給を心掛けることが大切です。特に、高齢者は感覚機能が低下していることにより、のどが渇いていることに気づきにくいため、意識的に水分を補給することが必要です。

ただし、水分の摂取量には注意をすることも必要です。なぜなら、水分を過剰に摂取すると血液量が増え、心臓に負担をかけてしまうからです。また、腎不全など腎臓に疾患のある人は、どうしても尿量が減ってしまうので、多めに水分を取ると体内に水分がたまってしまいます。そのため、心不全など心疾患のある人や、腎臓に疾患のある人は、水分を適量摂取することを意識する必要があります。

適正な水分摂取量は体格や運動量によって大きく異なりますが、夏なら1リットルよりやや多めくらい、冬なら1リットル程度が適量です。また常に、足にむくみがないか確認することも大切です。もし足にむくみが出ていたら、水分を過剰に摂取している可能性があります。また、食事量が変化していないのに体重がじわじわと増えている場合も、水分量が過剰であることが多いのです。

心疾患を抱えている人にとって、水分は少な過ぎても、多過ぎても禁物です。適量を意識して取るという心掛けが必要です。

「適度な飲酒」は、本当に心臓に良いのか？

お酒については、医師によって意見が分かれる場合があります。適量の飲酒なら健康に良いという人もいますし、飲酒はやめたほうがいいという人もいます。医師のなかでも、適量の飲酒を実践している人もいますし、健康を考えて断酒したという人もいます。

お酒が体に良いかどうかということは、一概に語れるものではありません。その人の体調や既往歴も大きく関係してきますし、生まれつきお酒に弱い遺伝子をもっている人もいます。

アルコールと循環器疾患の関係性については、さまざまな研究が行われています。厚生労働省が述べているところによると、適度の飲酒は循環器疾患に保護的に働くということです。もっと具体的に語ると、次のようなことが研究によって明らかになっています。

①冠血管疾患
男性で約２ドリンク、女性で約１ドリンクの飲酒なら心臓関連死のリスクが20％減る

②心不全
約１～２ドリンクの飲酒なら保護的に働く

③高血圧
少量のアルコールは血圧を一時的に低下させる

ここでいう「ドリンク」という単位は、飲酒量を純アルコールに換算して分かりやすく表示したものです。具体的には１５７ページの表のように、アルコールの種類によって１ドリンクの分量は異なります。

こうしてみると、男性なら中瓶1本のビールを飲むと、冠血管疾患（冠状動脈性心疾患。心臓に血液を供給する冠動脈の流れが悪くなり、心臓に血液が行き届かなくなることによって起きる疾患。狭心症、急性心筋梗塞など）による心臓関連死のリスクが20％低くなる、ということです。

また、心不全や高血圧に対しても、適量のお酒は有効に作用することが分かっています。なぜ、適量のお酒が健康に良いかというと、お酒にはさまざまな効果があるからです。まず、お酒を飲むと気分がリラックスすると感じる人も多いと思います。これは、お酒にはストレスを軽減する効果があるからで、そのため、お酒を飲むと心地よい気分になるのです。

また、お酒には血管を拡張する働きがあり、そのため一時的ではありますが高血圧が解消されます。さらに、善玉コレステロール（ＨＤＬ）を上昇させる作用、血小板の凝集を抑制する作用などもあり、イギリスの学者マーモットは、飲酒量と全死亡率の関係性を10年間調査したところ、「まったくお酒を飲まない人」に比べ、「適量にお酒を飲む人」は長生きだ、ということが分かったのです。マーモットは、アルコールが血液中の善玉コレス

ドリンク（飲酒量の純アルコール換算）の目安

種類	量	純アルコール換算（g）	ドリンク数	ビール換算（mℓ）
ビール	コップ1杯	7	0.7	180
	中瓶（500 mℓ）	20	2.0	500
	大瓶（633 mℓ）	25	2.5	630
	レギュラー缶（350 mℓ）	14	1.4	350
	ロング缶	20	2.0	500
	中ジョッキ	13	1.3	320
日本酒（15%）	1合（180 mℓ）	22	2.2	540
	お猪口（30 mℓ）	4	0.4	90
焼酎（20%）	1合	29	2.9	720
焼酎（25%）	1合	36	3.6	900
チューハイ（7%）	レギュラー缶	20	2.0	490
	ロング缶	28	2.8	700
	中ジョッキ	18	1.8	450
チューハイ（9%）	レギュラー缶	25	2.5	630
	ロング缶	36	3.6	900
	中ジョッキ	23	2.3	580
ワイン（12%）	ワイングラス（120 mℓ）	12	1.2	290
	ハーフボトル（375 mℓ）	36	3.6	900
	フルボトル（750 mℓ）	72	7.2	1,800
ウイスキー（40%）	シングル水割り（原酒で 30 mℓ）	10	1.0	240
	ダブル水割り（原酒で 60 mℓ）	19	1.9	480
	ボトル1本（720 mℓ）	230	23.0	5,760
梅酒（13%）	1合（180 mℓ）	19	1.9	470
	お猪口（30 mℓ）	3	0.3	80
泡盛（30%）	1合（180 mℓ）	43	4.3	1,080
	水割り（水2：泡盛1）コップ1杯（180 mℓ）	14	1.4	360

1ドリンク＝純アルコール 10g

純アルコール換算は 1g 未満、ドリンク換算は 0.1 未満、ビール換算は 10 mℓ未満は四捨五入

出典：厚生労働省 e- ヘルスネット「飲酒量の単位」

テロールを増やし、高血圧、虚血性心疾患、脳卒中などの原因となる動脈硬化を予防する働きがあることを突き止めました。

ただし、これには追加があります。「まったくお酒を飲まない人」と同様、「お酒を大量に飲む人」も、「お酒を適量に飲む人」に比べて死亡率が高いのです。

つまり、飲酒と死亡率の関係をグラフで表すとちょうどＪの形になり、お酒を飲み過ぎたり、まったく飲まなかったりすることは、適度に飲むよりも総死亡率が上がることが分かっています。

そう考えると、たとえ慢性の心不全を抱えていたり、狭心症や心筋梗塞を経験したり、慢性的な高血圧に悩まされていたりする人であっても、適度にお酒を飲む程度なら禁酒する必要はないということがいえます。ただし、適量でやめられるならという条件つきですし、心不全が重症化してきた状態では飲酒が勧められない場合もあります。

お酒が好きな人は、どんどん酒量が増えがちですし、また、お酒を飲みながらおつまみを食べたり、飲んだあとにはご飯ものやラーメンなど炭水化物が欲しくなったりする人も多いと思います。そうなると、総カロリーとしては大きな数字となり、そうした生活を続けていると、最終的にカロリーや塩分が過多になってしまいます。

もし、常に適量で切り上げられる自信があるなら、お酒を飲むことは悪いことではありません。しかし、つい深酒になってしまう、どんどん酒量が増えてしまった、お酒を飲むと食欲が増し、つい食べ過ぎてしまうという人は、いっそのこと、お酒を断つべきです。

それから、アルコール性心筋症の人は禁酒が不可欠です。アルコール性心筋症とは、長期間にわたって大量に飲酒することにより、うっ血性の心不全を発症したもののことで、心筋がうまく収縮しなくなり、収縮力が低下します。

そのため、呼吸困難や動悸が起きたり、むくみが生じたり、疲労感が強くなったりします。早期であれば、お酒を飲むのをやめれば改善しますが、症状が進むと改善が困難になります。アルコール性心筋症と診断された場合は、即座に断酒することが必要です。

良質な睡眠が健康な心臓を育てる

健康的な生活において、睡眠は非常に重要な役割を担っています。しかし、眠りが浅い、眠れないといった悩みを抱えている患者は少なくありません。

例えば、高齢になると日中の活動量が減りますし、また、加齢に伴い血圧や体温、ホルモン分泌などの生体機能リズムもバランスを崩します。それらは睡眠と深い関わりをもっているため、結果的に高齢になると睡眠が短くなったり浅くなったりするのです。

そして睡眠が不足すると、心臓病のリスクが高くなることがさまざまな研究により明らかになっています。

なぜ、睡眠不足になると心臓病のリスクが高まるのかというと、自律神経のバランスが大きく関わっています。通常、日中には交感神経が優位になってアクティブに活動し、眠るときには副交感神経が優位になってリラックス状態に入りますが、睡眠不足になると、交感神経と副交感神経の切り替えがスムーズにいきません。

交感神経が優位の間は、アドレナリンというホルモンが分泌されているのですが、このアドレナリンには心拍数や血圧を上昇させるという働きがあります。そのため、睡眠不足になって副交感神経よりも交感神経が優位になる時間が長くなると、アドレナリンの分泌量が多くなって心拍数や血圧が高いままとなり、心臓に大きな負荷をかけてしまうのです。

また、２００４年版の厚生労働白書によると、睡眠時間が6時間未満では狭心症や心筋梗塞の有病率が上昇し、5時間以下では脳・心臓疾患の発症率が上昇、さらに4時間以下になると、冠動脈性心疾患による死亡率が睡眠時間7時間以上8時間未満の人に比べて、約2倍になるのだそうです。

心疾患を抱えていない人でも、徹夜明けなどになぜか心臓がドキドキする、動悸が激しくなるといった症状を感じたことがある人も多いと思います。これは十分睡眠が取れていないために、心拍数や血圧が高いままとなり、心臓に負担がかかっている証拠なのです。こうしたことが日常的に続き極度のストレスにさらされると、心臓を弱らせてしまいますし、心不全を引き起こしてしまいます。

実際、多くの高齢者が睡眠障害を発症しています。睡眠障害の代表といってもいいのが不眠症です。医学的に定義すると、不眠症とは夜寝つけない、深夜に目が覚めてしまうといった睡眠の問題が1カ月以上続き、日常生活に支障が出る状態のことをいいます。

加齢が不眠の原因となることもありますし、そのほかにも、前立腺肥大に伴う夜間の頻尿や関節リウマチに伴う慢性的な痛みなど、高齢者に多く発症する疾患が原因となって、不眠につながることもあります。

さらには病気の治療のために服用している薬が原因となり、不眠に悩まされていることもあります。また、うつ病や認知症、アルコール依存症などが原因となって不眠を招くこともあります。若い頃は多少お酒を飲んでも健康被害はまったくなく、夜もぐっすり眠れたという人でも、年齢を重ねるにつれてお酒の代謝能力が低くなり、その結果うまく寝つけなくなったり、睡眠の質が低下したりすることもあります。

日本老年医学会の研究によれば、60歳以上の約３割が不眠症をはじめとするなんらかの睡眠障害に悩まされていることが分かっています。

高齢者の睡眠障害を放置すると、日中に過度な眠気に襲われたり、認知機能障害が衰えたり、身体疾患や精神疾患につながったりするほか、ＱＯＬが低下してしまいます。歳を取ったから眠りが浅くなったからといって、不眠症の治療を諦めてしまっては、ますます健康被害が大きくなるだけなのです。

高齢者の睡眠障害への対処としては、まず日中の活動量を増やすことが大切です。外に出てウォーキングを楽しんだり、買い物に出かけたりすることで、体が心地よく疲れ、夜には自然と眠気を感じるようになるはずです。

太陽の光を浴びることで気分も良くなりますし、また、体内ではビタミンDの生成も活発になり、免疫力アップにも役立ちます。

それから、昼寝の習慣がある人は、できるだけ昼寝を我慢することが大切です。まったく昼寝をしてはいけないというわけではありませんが、せいぜい15分程度にとどめるなど、短時間で済ませるようにします。

高齢者の場合、暇にしているとついウトウトしてしまうという人が少なくありません。夜間も、やることがないから非常に早い時間に床についてしまったり、床についてからも寝られないからとテレビを観たりラジオを聴いたりしてしまうのです。しかしそれでは生活リズムにメリハリがつかなくなり、夜中に目が覚めてしまったり、寝つきが悪くなったりするのも当然です。

布団に入るのは、本当に眠気を感じたときにします。そうすれば、夜中に目が覚めることもなく、朝まで熟睡しやすくなります。

また、アルコールの摂取量にも注意が必要です。確かにアルコールを飲むと眠くなり、寝つきが良くなる感じがしますが、その反面、アルコールには眠りを浅くするという働きがあり、中途覚醒がしやすくなってしまいます。また、アルコールには利尿作用もありますから、アルコールを取り過ぎると夜中、何度もトイレへ起きるはめになってしまいます。日常的にアルコールを取っており、不眠にも悩まされているという人は、試しにアルコールを摂取しない日を作ってみます。そうすれば、ぐっすり眠る感覚を味わえると思います。

それからもう一つ、寝る直前にテレビやスマートフォンなどを観ることを控えるのも大事です。テレビやスマートフォンの光は、脳を覚醒させ、目をぱっちりさせる作用があるため、眠る直前までこれらの画面を観ていては、寝つきが悪くなるのも当然です。また、睡眠が浅くなり、眠りの質を低下させます。

少なくとも布団に入る2時間前にはテレビやスマートフォンを観るのをやめ、寝室には持ち込まないようにすることが大切です。

突然死の原因になるヒートショック

突然死を招く要因にはさまざまなものがありますが、なかでも高齢者が気をつけたいものの一つにヒートショックがあります。

　ヒートショックとは、急激な温度変化によって血圧が大きく変化し、身体にさまざまな健康被害が表れることをいいます。

　いちばん分かりやすいのは入浴中です。入浴中に亡くなる人はとても多く、特に高齢者は入浴時の突然死に気をつけなければなりません。

　厚生労働省が行っている「人口動態調査」によると、高齢者の「不慮の溺死および溺水」による死亡者数は２００８年以降、ずっと高い数値を示しており、近年では「交通事故」による死亡者数よりも多いことが分かっています。家や居住施設の浴槽における事故が多く、とりわけ、11～２月の冬季に多く発生しています。

　特に、年代が高くなればなるほど、事故の数は増えており、女性よりも男性に多く発生しています。

　入浴中に突然死が起こる原因が、このヒートショックです。一般に、古い家屋では浴室とトイレは家の北側に設けられていることが多く、冬の入浴では暖かいリビングルームから寒い浴室へ移動することになります。

「浴槽」での「不慮の溺死および溺水」による
男女別・年齢別・人口10万人あたりの死亡者数（2019年）

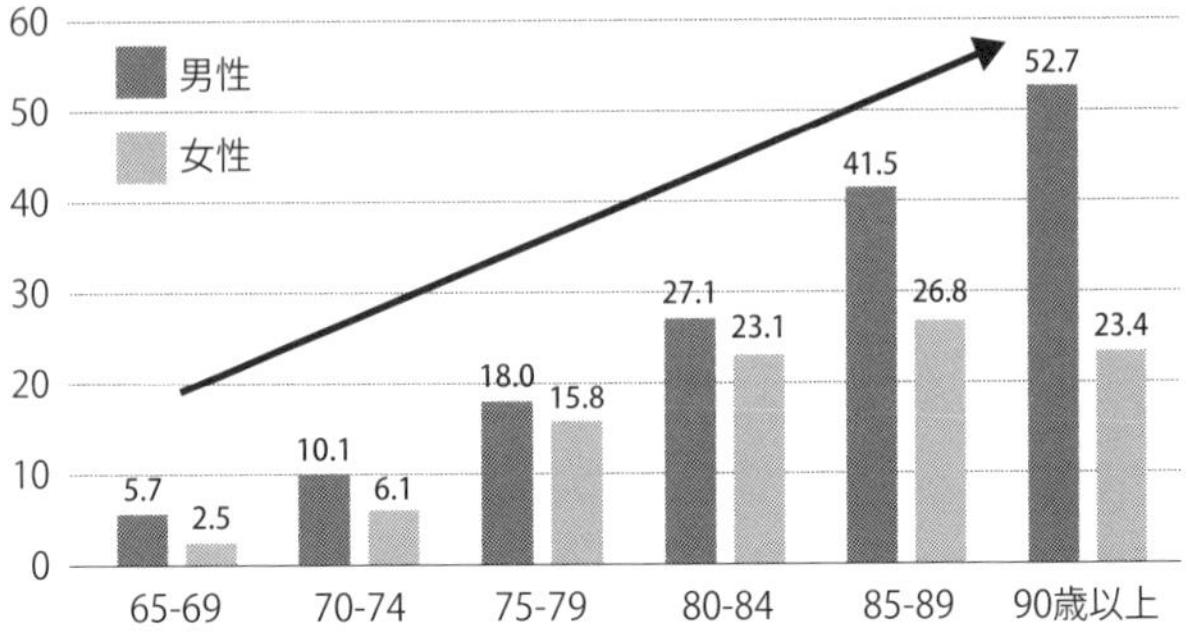

出典：厚生労働省「人口動態調査」消費者庁 News Release（令和2年11月19日）

高齢者の「不慮の溺死および溺水」による死亡者数の年次推移

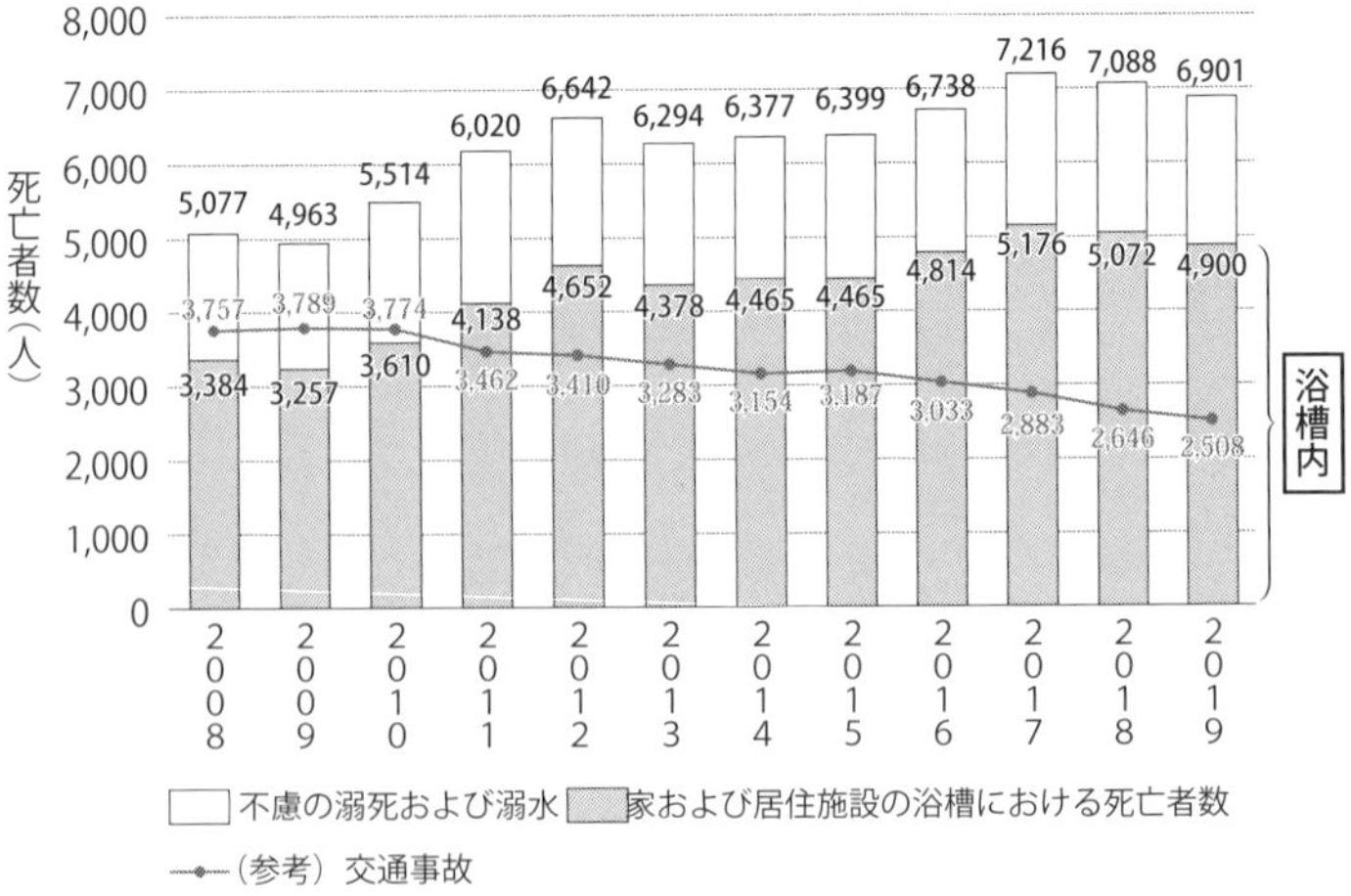

出典：厚生労働省「人口動態調査」消費者庁 News Release（令和2年11月19日）

そうすると、浴室の寒い脱衣所に足を踏み入れた瞬間、体から熱を奪われないように血管はキュッと縮み、その結果、血圧が上昇します。

しかし湯船に浸かると、お湯の温かさで血管が広がり、今度は急激に血圧が下がります。体や頭を洗い終え、また脱衣所に戻ると、再び寒さで血管が縮まります。

このように、血圧が何度も急変動を繰り返すことによって心臓に大きな負担がかかり、心筋梗塞や脳卒中を引き起こしてしまうのです。冬にトイレで亡くなる高齢者が多いのも、同じ理由です。

トイレや脱衣所には、できるだけ暖房器具を設置することが大切です。もし、スペースが狭いなどの理由で難しい場合には、お湯の蒸気を利用して、浴室や脱衣所を暖めておけば、ヒートショックを避けることができます。

また、入浴の時間帯にも気をつけて、気温が下がる深夜ではなく、夕方など、早めの時間に入浴するようにします。ただし、その場合には湯冷めに注意が必要です。しっかり暖かい格好をして、急激な温度変化を招かないように気をつけることが大切です。

また、風呂場の床は冷たいことも多いので、すのこやマットを敷いておくと、足裏からの急激な温度変化を緩和することができます。入浴するときは40度未満のぬるめのお湯に入り、長湯を避けることを意識します。

それと、アルコールを摂取してから入浴すると、アルコールの作用で血圧が低下していたところに、湯船に浸かってさらに血圧が下がってしまい、ひどい場合には意識を失ってしまうこともあります。

同じ理由から、体調が良くないときや、薬を服用したあとなども、すぐに入浴するのは控えることが大切です。

こうしたヒートショックは、お風呂やトイレのときだけの問題ではありません。日中、運動するときでも気をつけなければなりません。

例えば、外でウォーキングしようと思って暖かい部屋から外へ出た瞬間、急激に気温が変わることで血圧も変動し、ヒートショックに襲われることがあります。

寒い日でも運動をしようという意欲はとても良いものですが、外へ出るときにはしっかり暖かい格好をして出ること、そして気温が下がる時間帯ではなく、お昼頃など最も気温が高くなる時間帯に運動をすることも大切です。

落とし穴になりがちな感染症対策

心不全をはじめ、慢性的な心疾患を抱えている人に、特に注意してほしいのが感染症です。なぜなら、感染症は心疾患を増悪させる重要な因子の一つだからです。

心臓の機能が衰えている人が気管支炎や肺炎などの呼吸器感染症にかかると、発熱したり、脈が速くなったりします。また、気管支炎や肺炎を発症すると、気管支や肺胞の粘膜が浮腫を起こすことで、いつものように肺に酸素を取り込むことができず、呼吸が苦しくなって低酸素の状態になることもあります。酸素不足の状態が長く続けば、必然的に心臓の仕事量が増大し、心臓はいつもよりもたくさんの血液を送り出すために、収縮と拡張を猛スピードで繰り返さなければなりません。そのため、心臓の機能がますます衰え、心不全など心疾患を増悪させてしまうのです。

さらに、感染症になると、体内にウイルスや細菌が侵入してきたことにより、体のなかでは炎症性サイトカインという物質が作られます。

炎症性サイトカインとは、いってみれば炎症を引き起こす原因の代表格であり、これがどんどん増加すると、血管透過性が亢進し血管から水分が漏出することでむくみを起こします。それによって心不全をさらに増悪させるのです。

また、長期的に心臓の負荷が増えることで心臓リモデリングを招いてしまいます。心臓リモデリングとは「心室の構築・機能変化」と訳されますが、簡単にいうと、ダメージを受けた細胞が働きを保つために、構造や機能を変化して修復しようとすることです。つまり、さまざまな要因によって心臓に負荷が加わると、心臓はまず急性期の反応としてその負荷に耐えるため、個々の細胞を肥大化させることで収縮力を高めようとします。

心臓リモデリングは負荷に耐えるため、つまり、危機を乗り越えるための反応ですから、一見、心臓にとって良い働きのように思えます。しかし、短期的な変化であれば元に戻ることもありますが、心臓への負荷が長引くことによって、最終的には心臓リモデリングが不可逆的になってしまい、心筋細胞の間質の線維化をきたし、心肺の機能不全を招いてしまいます。２０１９年末から世界的に流行した新型コロナウイルス感染症で、心不全など心疾患を抱えている人は感染すると重症化するリスクがあり、時には命の危機にさらされることもあるとされたのは、この炎症性サイトカインや急性期の心不全増悪のためです。

また、新型コロナウイルス感染症に関しては、発症したあとの後遺症として心筋障害や心膜炎を発症している人も報告されています。感染する前にはまったく症状がなかったのに、感染後に狭心症や弁膜症などを発症した、という人もいます。

日本循環器学会などが、新型コロナ感染後の心臓への影響を調査した研究は、興味深いデータを示しています。この研究は、新型コロナに感染し、急性期に肺炎を起こして入院して、入院中または回復後の血液検査で「潜在的な心不全」と判明した31人を対象にして行われたものです。新型コロナの治療を終え、退院して3カ月後にＭＲＩ検査を行ったところ、42%（13人）に心筋の障害や心機能の低下が見られたといいます。通常、心不全のリスクがある人でも、ＭＲＩ検査で明らかな異常が見つかるのは、10～20%くらいです。それなのに、新型コロナから回復した人においては、42%も異常が見つかったのです。これは、驚くべき数字です。

このことから何がいえるかというと、新型コロナが治癒したあとも、心臓の障害は残存する可能性があるということです。まだ研究段階ではありますが、新型コロナの感染時にも、心臓のリモデリングは進みます。つまり、炎症性サイトカインによってダメージを受けた細胞を補うため、心臓が少しずつ肥大化し、心筋細胞への負荷が高まるということです。

疾患が治癒したあとも、心臓へのダメージが残る可能性があるというのは怖い事実です。そうした事態を防ぐためには、なんといっても感染症にかからないこと、つまり、感染症対策が必須であることは間違いありません。

心臓を強くするにはストレスコントロールが鍵

私が以前に働いていた病院で診ていた患者のなかには、阪神タイガースが負けると、一気に脈が上がって心不全が悪化する、という人がいました。

大好きな阪神タイガースが試合に負けた悔しさで、興奮してしまうことで交感神経が優位になり血圧の上昇をきたし、心不全が急速に増悪したのです。応援しているチームが、自分の心不全を悪化させるとは皮肉ですが、こうしたことに共感できてしまう心不全患者は少なくないと思います。

心不全をはじめ、心疾患を悪化させないために大切なことは、ストレスをためないということです。

趣味や、何か打ち込むことがあって、ストレスを上手に発散できている人は、だいたい心臓が強いものです。心不全など心疾患を抱えていても、うまくコントロールできている人が多いように思います。

その反対に、ストレスをため込んでいつも悶々としていたり、イライラしていたりする人は、ちょっとしたことで血圧が高くなり、脈が速くなって、心疾患を増悪させてしまいます。

ストレスを発散できる趣味や打ち込めるものなど、何かを見つけることが大切です。できれば一人で行うものではなく、友人と一緒にできるものだと、なお良いと思います。なんてことのない会話でも、他人とおしゃべりすることで気分は晴れるものですし、新しい視座が生まれたり、視野が拡大したり、自分の世界観を広くするためにも人付き合いは大切です。

それから、ストレスを発散することと同じように、ストレスを作らないことも大切です。簡単にいえば、ストレスになるものに近づかないようにするのです。

例えばなんとなく馬が合わない人がいて、あの人と話すと、なぜかいつもイライラすると仮定します。誰でもそんな経験はあると思いますが、無理してその人と付き合う必要はありません。その人と距離を取れば、無用なストレスをため込まずに済むのです。

見ていると、心不全をはじめ心疾患を抱える人は、何事にも頑張り過ぎる人が多いように思います。ストレスがかかっても、頑張らなければと無理をしてしまいますし、仲が悪い人は作ってはいけない、誰とでもうまく付き合わなければと、気持ちを押し殺して仲良くしようと頑張ります。

でもその頑張りが心臓に負担をかけ、病気を悪化させているとしたらまったく本末転倒です。心臓が心地よいと感じることは、心も心地よいと感じるものです。心臓リハビリをはじめ、心疾患の治療は一生涯続くものです。どんなに健康に良いことでも、続かなければ意味がありません。続けるためにまずは、やって楽しい、あるいは心地よいと感じることが大切です。そのためには、心の声に素直に耳を傾け、気持ちが向くまま生きてみてもいいのではないかと思います。ただし、食事療法や減量、水分の摂取量制限など、時には我慢も必要になることはあります。

第5章

再発リスクを徹底的に抑える

「心臓リハビリ」で運動機能を高め、諦めない人生を——

退院後に放置しているだけでは、再発リスクは増すばかり

心筋梗塞や狭心症は、一般的に再発リスクが高い疾患です。例えば一度心筋梗塞を発症し、入院して治療を行った結果、無事に退院できたとしても、「退院＝治癒」ではありません。危うく一命を取り留めることができたとしても、心臓のコンディションは心筋梗塞を発症する前と同じレベルには戻らないのです。

なぜかというと、そもそも心筋梗塞とは心臓に酸素や栄養を送り届ける冠動脈が詰まり、血液が流れなくなってしまう病気のことです。心臓を動かす筋肉（心筋）は、血液によって酸素や栄養を受け取っていますから、この流れが滞ってしまえば、心筋の一部は壊死してしまいます。

治療により詰まった血管が治ったとしても、壊死してしまった心筋を元に戻すことはできません。もし再び心筋梗塞が起これぱもっと広範囲で壊死が起きることになり、ますます心臓の機能は低下してしまいます。

しかし、どれだけ心筋梗塞の発作がつらく、生死の境目をさまよったとしても、治療を

終えて退院し、晴れて日常生活に復帰すれば完全に元の生活に戻ったと勘違いしてしまいがちです。心筋梗塞を引き起こす大きな要因には肥満、脂質異常症、高血圧、糖尿病、喫煙などがありますが、以前と同じようにタバコを吸ったり、高カロリーや高脂肪のものを好んで食べていたり、運動をまったくせずに好きなだけ食べる生活を続けていたりしたら、当然ながら心筋梗塞の発症リスクが高くなります。また心筋梗塞を再発させなくとも、徐々に心臓のコンディションは悪くなっていき、慢性心不全の状態となって命を縮めるリスクが高くなります。

現実的に、心筋梗塞は再発リスクが高い病気だと知らない人も少なくありません。公益財団法人日本心臓財団などが２０１９年７月、心筋梗塞の既往歴をもつ40～79歳の男女４００人を対象に「心筋梗塞の再発の可能性」についてのアンケートを行ったところ、「心筋梗塞は初発よりも再発のリスクが高いことを知っていますか」という問いに対し、「知らない」「分からない」と答えた人が37・０％でした。患者の家族に同じ問いを投げたところ、同様に回答した人は38・５％でした。つまり、10人中４人は再発のリスクが高いことを知らないのです。このアンケートでは、「再発リスクを正しく理解していない人は、正しく理解している人に比べて、再発予防に取り組んでいない人が多い」という結果も示されています。

心疾患を発症する前と同じような生活を繰り返し、生活習慣を改める努力もしないのであれば、再発のリスクが高まるのも当然です。もちろん、再発リスクが高いということは知っているけれど、再発したらどうしようと不安になるばかりで、何も行動をしていない人も同じです。知識はあるけれど、行動に移していないというのであれば、知識がないのと結局は同じだからです。

心疾患は、無事に退院できたから治療はおしまいではありません。退院したあとにどんな生活を送るかが勝負なのです。以前と同じ生活を漫然と繰り返すのか、あるいは、再発しないように食事や運動などライフスタイルを改め、予防を念頭においた生活を送るのか。その選択権は自分自身にあるのだということを、決して忘れないことが重要です。

入院中に済ませておきたいこと、退院後すぐに始めたいこと

完全に病気のことから意識が離れてしまわないようにするために、入院中に済ませてお

きたいことがいくつかあります。

まず、医師として私が日々痛感しているのが、自分の病気についてほとんど知らない患者が多いということです。心疾患を患うのは高齢者が多いという理由があるのかもしれませんが、よく分からないけれど先生に心臓が悪いと言われたから入院していた、という患者が非常に多いのです。服用している薬についても、何のために飲んでいるのか理解しておらず、生活指導や運動指導を受けても、それがなぜ役立つのか、知っている人は多くありません。

もちろん、これには患者側の問題と医師側の問題があると思います。患者は自分の健康を完全に人任せにしてしまい、すべて医師に丸投げしている場合がありますし、一方の医師も、患者に対して難しいことを説明しても分かってもらえないと考え、ただ心臓が悪いとしか話していない可能性もあります。

しかし、その状態で私のクリニックへやってきて、心臓の治療を受けたから心臓リハビリに参加してみたい、とだけ言われても、疾患名が分からなければどれだけの運動負荷をかけていいのかまったく見当がつきません。心臓が悪いといっても心疾患にはいろいろな種類がありますから、少なくとも疾患名とどんな治療をしたのかということが分からなければ、引き継ぐことは難しいのです。

もしこれから総合病院での入院治療を終え、かかりつけ医で心臓リハビリを始めたいという場合には、疾患名、治療履歴、服用している薬の名前をしっかり覚えておくと、やり取りが非常にスムーズになります。可能であれば、総合病院の医師に紹介状を書いてもらえば確実です。また、自分で覚えるのが難しければ、家族にお願いするのでもいいと思います。

特に、家族と病気に関する見解を一致させておくことは大事です。どんな病気を患っているのか、今後、どのように進行していく可能性があるのかなどは、同居している家族の生活にも関わってきますから、少なくとも、それらの情報は共有しておくことが大切です。

しかし現実的には、家族に何も言っていないという患者も少なくありません。特に、子どもが独立して遠方に住んでいる場合は心配をかけたくないからという理由で、入院したことすら話していない人も多いのです。

万が一病気が進行した場合には、否応なく家族と話す必要がありますし、もしかしたら介護保険を利用するなど、行政の力に頼ることになる場合もあります。自分ですべて対処するのは難しい場合もあるので、同居している、していないにかかわらず、家族には病気のことをしっかり伝えておくことが大切です。

それから、入院中には退院後の生活をイメージすることも大切です。

人間は、意識せずともイメージどおりの行動を取りがちです。入院中、毎朝30分近所の公園をウォーキングする、お酒の量を減らして週2回は休肝日を作るなど、具体的に退院後の自分をイメージしていれば、自然とそれが行動になってきます。

もちろん、退院後すぐに30分ウォーキングをするのは難しいという場合もあるでしょうから、その場合には主治医と相談になりますが、いずれにしても運動しようという意欲を具体的な行動に落とし込んで、退院後の自分が公園を歩いている様子をイメージすることは大切です。退院後に生活を改めて、もっと健康になろうという意欲があるかどうかで再発率は変わってきます。退院後の自分をできる限り具体的にイメージすることが大切です。

それから、退院するまでにやっておきたいことがもう一つあります。それは、心臓リハビリができる施設を探しておくということです。入院しての治療が終われば、かかりつけ医で定期的な健康チェックをすることになりますが、そのかかりつけ医が院内で心臓リハビリを行っていて、そこに行けば治療もリハビリもできるという環境を整えるのが理想です。

しかし、日本では心臓リハビリを行っている医療機関は現在、それほど多くないため、自宅近くでは心臓リハビリを行っているところが探せないという場合もあると思います。その場合は主治医に相談してみると、どこか紹介してくれる場合もあります。また、かかりつけ医に通院を続けながら、心臓リハビリだけ専門の施設で受けることも可能です。

退院後すぐに始めてほしいことも、いくつかあります。

まずは、なんといっても禁煙をはじめとする生活習慣の改善です。現在肥満で減量が必要な人は、ただちに減量に向けた取り組みを実行してほしいと思います。

退院してすぐ行動に移すためには、入院中に、退院後にどんな生活を送るのかしっかりと考えておくことが大切です。総合病院には看護師や医師だけでなく、栄養士や薬剤師、ソーシャルワーカーなどもいます。つまり入院中は、退院後の生活について専門の医療スタッフに相談できる、またとないチャンスなのです。

それから、家庭で利用できる血圧計も用意しておきます。自宅で使える家庭用の血圧計は、たいてい脈拍も測定できますし、アプリと連動することで血圧や脈拍のデータを蓄積できる機器もあります。長期的に血圧や脈拍の推移を観察するためにも、そうしたデータは蓄積できるほうが便利です。アプリなどは手間になる場合はかかりつけ医で記録のための血圧手帳をもらえることもあるので、まずは相談してみることが大切です。

そのほか、もし自宅の近くで心臓リハビリを行っている医療機関がなく、自分自身で運動しなければならないという場合には、脈拍や運動量などを記録できる活動量計があると便利です。活動量計は手首にはめたり、シャツなどに装着したりすることで、日々の運動量を計測したり、記録したりすることができるものです。それを装着してウォーキングしたり、筋力トレーニングをしたりすれば、自動で運動量を記録することができますし、なかには歩数、移動距離、脈拍、酸素摂取量、消費カロリー、睡眠状態などを記録できる高機能なものもあります。

また最近では、活動量計の機能が搭載されたスマートウォッチもあり、選択の幅が広がっています。こうした機器を1台用意しておくと、自分で運動をしなければならないという場合でも便利です。蓄積された運動の履歴を見て、移動距離や歩数が伸びていればもっと頑張ろうとモチベーションが上がるかもしれませんし、消費カロリーのデータを見て、もっと減量を頑張らなければと、生活を見直すきっかけになります。

なかには高齢者にも使いやすい、機能がシンプルなものもありますから、そうしたものを選ぶといいと思います。

それから、もし介護の手が必要な状態であれば、介護ヘルパーなどのサービスを利用することも検討が必要です。自宅で家族が介護するのか、あるいは、外部のサービスを利用するのかによって、患者自身だけでなく家族の生活も変わってきます。また転倒予防のため、階段に手すりをつけたり、玄関の上り下りが楽になるようステップを置いたり、自宅の改装や工夫が必要になることもあります。そうしたことも家族と話し合い、快適に暮らせる環境を整えることが大切です。

もう一つ、退院後にとても大切なことは、自己判断で通院や投薬をやめないということです。特に若くして心筋梗塞を発症した人に多いのですが、もう退院したから大丈夫といって、途端に通院や投薬をやめてしまう人がいます。しかし医師は継続的な診察や投薬治療も踏まえて、退院の許可を出しています。もう調子が良くなったからといって自分の判断で通院や薬をやめてしまうと状態が悪化したり、再発したりするリスクが高くなりますから、必ず、医師の指示に従って、定期的な通院と投薬は続けるようにすることが大切です。

うつに負けない心を養う

心臓が止まるということは、死を意味しますから、心臓の疾患を患うと、誰もが大きな不安を抱えることになります。その不安が募って、うつ病を発症する人も少なくありません。海外の研究によれば、心疾患の5人に1人はうつ病を経験するという報告もあります。また別の研究によると、心筋梗塞などの冠動脈疾患を発症した患者のうち、15～23％がうつ病を併発し、心筋梗塞後や冠動脈バイパス術後にうつ病を発症すると生存率が悪化することが分かっています。

このように、うつ病と心疾患の関係は非常に深いことから、近年、アメリカでは心筋梗塞や狭心症の患者に対し、うつのスクリーニング検査を実施する医療機関が増えています。

残念ながら、日本の医療は〝縦割り〟であることから、身体疾患に精神疾患を合併した患者に対する研究はあまり進んでおらず、循環器の専門医がうつ病に関して深い知識をもっているケースもそれほど多くありません。そのため、心疾患の患者がうつ病に悩んでいても、つい見逃されてしまうといったこともあります。

しかしうつ病を発症すると、どうしても家で閉じこもりがちになり、他人と接したり、運動をしたりすることが難しくなります。そのため、心疾患の再発につながりやすく、予後が悪いともいわれています。研究によれば、心筋梗塞後に、新たにうつ病を発症した場合、心筋梗塞を起こしたけれどうつ病を発生していない患者に比べて、明らかに生存率が悪化することが分かっています (Dickens C, et al. Psychosomatic Medicine 70:450-455, 2008)。

循環器科のなかには、気分が落ち込んでいる患者に対して質問票を使ったスクリーニングを行うところもあります。これは、「物事に対してほとんど興味がない、または楽しめない」「気分が落ち込む、憂うつになる、または絶望的な気持ちになる」など9つの項目についてこの2週間でどのくらい頻繁に悩まされているかを問うもので、定期的にこのス

こころとからだの質問票

1. 物事に対してほとんど興味がない、または楽しめない
2. 気分が落ち込む、憂うつになる、または絶望的な気持ちになる
3. 寝付きが悪い、途中で目がさめる、または逆に眠り過ぎる
4. 疲れた感じがする、または気力がない
5. あまり食欲がない、または食べ過ぎる
6. 自分はダメな人間だ、人生の敗北者だと気に病む、または自分自身あるいは家族に申し訳ないと感じる
7. 新聞を読む、またはテレビを見ることなどに集中することが難しい
8. 他人が気づくくらいに動きや話し方が遅くなる、あるいはこれと反対に、そわそわしたり、落ち着かず、ふだんよりも動き回ることがある
9. 死んだ方がましだ、あるいは自分を何らかの方法で傷つけようと思ったことがある

出典：日本老年医学会雑誌 50 巻 6 号（2013 年 11 月）

クリーニングを行うことで、精神科の専門医による治療が必要なレベルかどうかを判断します。高齢者はもともと、加齢に伴う心身の衰えや、社会的な役割を喪失することへの不安からうつ病に悩まされる人が多いのですが、これに心疾患が加わると、命のリスクになることから、早めに患者のうつに気づくことが大切です。

その点、心臓リハビリによって適度に体を動かしたり、スタッフや一緒に運動をする仲間たちと会話をしたりすることは不安を解消し、うつ

病の予防としても役立ちますが、すでにうつっぽい症状が出ている人は、そうした場所へ出かけていくこと自体、嫌がるものです。

もし心臓リハビリに通う患者が、急にリハビリへ行きたくないということを言い出したり、うつっぽい症状を見せたりしたら、早めに家族がかかりつけ医や心臓リハビリを行う医療機関に相談してほしいと思います。うつ病の主な症状は、悲しみ、むなしさ、泣きたいといった気持ちなどの「抑うつ気分」と、物事への興味を失ったり、喜びを感じることがなくなったりする「興味・喜びの喪失」です。もし家族にこうした症状が見られたら、躊躇せず、早めに医師へ相談することが重要です。

そうした家族の気づきが患者をうつ病から掬い上げるセーフティネットになり、心疾患の悪化や再発を防ぎ、命をつなぐ行為になるのです。

もし、自分自身が心疾患を経験した患者であり、最近うつっぽいと感じることがあったら、迷わず医師に相談するべきです。それでも気持ちが晴れず、悩みの解消につながらなかったら、精神科に相談したり、セカンドオピニオンを聞きに行ったりしてもいいと思います。

うつっぽいときもあるけれど、まだ運動もでき、食欲もあり、睡眠も取れているから大丈夫と感じる場合は、自分ができることを積極的にやって、自信をつけてほしいと思います。例えばこれまでバスに乗っていたけれど、駅まで歩いてみるといったチャレンジでもいいですし、いつも家族に買い物を頼んでいたけれど、自分でお店に行ってみるというのでもいいと思います。

これまでやらなかったことができると、人間は自信がつきます。心臓が悪くて、もうダメかもしれないと思っていた自分が嘘のように思えるほど、まだ、自分は頑張れると、生きる意欲が湧いてきます。

この意欲こそ病気の悪化や再発を防ぐ原動力であり、生きるための力になるのです。そうした意欲を引き出すためにも、無理のない範囲で自分にできることを増やしていくことが大切です。

心臓リハビリで効果を実感した患者の声

心臓リハビリの効果は私のクリニックの場合、始めてから1～2カ月程度で感じる人が大半です。患者によって体力がついたとか動悸に悩まされなくなったなど、さまざまな実感がありますが、患者から寄せられた感想の一部を紹介します。

東海道五十三次の地図を用意し、江戸から京までの距離をリハビリで歩いています。毎回、歩いた距離を記録してその日のゴールを赤丸で表示しており、少しずつ京へ近づく様子がとても励みになっています。京へたどり着く頃には心臓が良くなっていそうです。（70代・男性）

お尻と足の筋肉がついてきたと実感しています。これからも続けていきたいと考えています。（80代・女性）

準備体操や整理体操は体力アップにつながります。今までの生活の間違いを正して、新しい生活習慣を身につけたいと思います。（70代・男性）

以前より心室性期外収縮と診断され、先生から勧められたため手術をしました。今は抗がん剤治療中なので、リハビリは2週間に1回です。スタッフの方に自分の病気の話をして、困ったことや運動についてなどアドバイスをいただいています。（70代・男性）

このほかにも、「これまでは家族に車で送ってもらいクリニックまで通っていたけれど、心臓リハビリで体力がつき、徒歩で通えるようになった」「駅の階段を一息で上り切れるようになった」など、たくさんの感想が寄せられています。どんな小さなことでも、効果を実感できると継続へのモチベーションになります。これから心臓リハビリを始める人はぜひ、「心不全手帳」で記録をつけ、リハビリを始めてからの体調やメンタル面での変化を体感してほしいと思います。

心臓リハビリに期待する未来

日本社会の高齢化に伴い、心不全など心疾患を発症する高齢者の数は、今後もますます増加していきます。新型コロナウイルス感染症の拡大でパンデミックという言葉が広く一般的なものになりましたが、近年では、心不全パンデミックという言葉もあります。これは、高齢者の増加に伴って心不全の患者が爆発的に増えることを、感染者の急増になぞらえた言葉です。

心不全パンデミックになれば、入院治療が必要な患者が多くなり、病院は入院を待つ患者で溢れ、たちまち日本の医療が逼迫してしまうことは間違いありません。

それと同時に、心臓リハビリに対するニーズも急速に伸びることが予想されます。

現在では、心臓リハビリを提供している医療機関は、それほど多くありません。加えて新型コロナの影響により、集団での心臓リハビリを中止していたという医療機関もあり、心臓リハビリが必要な患者数に比べて、医療機関で展開されている数は明らかに不足しています。

しかしその一方で、オンラインで心臓リハビリを行う試みもスタートしています。

２０２０年には大阪大学大学院医学系研究科の坂田泰史医師らの研究グループが、心疾患に対するオンライン管理型心臓リハビリテーション医療機器を用いた医師主導治験を開始しました。これは、通院が困難な心疾患の患者に対し、在宅で安全、かつ、効率的に心臓リハビリが実施できる環境の構築を目指したもので、患者が自宅で運動するときの模様を病院側がリアルタイムで確認し、問診したり指導したりする、というものです。患者の血圧や脈拍、心電波形はクラウドに蓄積され、ＩｏＴ技術を活用することで医療資源の効率化を実現します。

そのほかにも、生活習慣改善プログラム（一次予防）と、循環器病の再発予防（＝維持期心臓リハビリテーション）のための運動療法をオンラインで提供するサービスが始まるなど、新しいチャレンジが次々とスタートしています。

高齢化が急速に進む日本では、今、心臓リハビリを取り巻く環境も著しく進化しています。オンラインを活用した取り組みだけでなく、もっと身近なところでも積極的に心臓リハビリを展開する動きが進んでいます。

かかりつけ医と大病院などの専門医療機関が密に連携し、積極的な情報交換を進めることで、普段のフォローやケアはかかりつけ医、万が一症状が急変したときには大病院などと役割を分担することができ、スムーズな連携が実現します。こうした病診連携は日本における長年の課題でしたが、最近では少しずつ両者の垣根が崩れ、連携が進んできているように思います。私のクリニックでも、地域の総合病院や心臓リハビリを提供するクリニックとのネットワークを構築する取り組みを進めています。

これまで私たちは、症状が出てから病院へ行くというスタイルが一般的でした。しかし近年では考え方が変わり、症状が出る前に対処するという予防医療が大きな注目を集めています。

誰もが長く健康で生きていくために大切なのは、従来型の何かあってから医療に頼るのではなく予防医療です。病気を未然に防ぐことで、個人の生活の質（ＱＯＬ）が高まるだけでなく、元気で活躍する人が増えることで社会全体も活性化していきます。

日本人の死因としていまだ心疾患が第2位を占めるなか、心臓リハビリはまさに予防医療の中核をなすものです。時代の流れにのって、今後はオンラインでの心臓リハビリが普及するのか、あるいは直接スタッフや患者が顔を合わせ、ともに運動に励む従来型の心臓リハビリが主流になるのか、まだその未来は見えてきませんが、どんな形であっても多くの人が心臓リハビリの価値を感じ、心臓リハビリによって心疾患の再発を予防し、元気で快活な未来を歩んでほしいと思います。それが、真の健康長寿社会への礎となることは間違いありません。

おわりに

勤務医時代、私は心筋梗塞や狭心症といった病気に対し、救急カテーテルの治療を多く行ってきました。動脈硬化などが原因となり、心臓の血管（冠動脈）が狭くなったり、詰まったりした場合、数十年前までは薬物治療や開胸しての外科手術を行うのが一般的でした。しかし近年、カテーテル治療の技術が大きく進化したことにより、外科手術を行わなくとも心臓の機能を取り戻し、患者の命を救うことができるようになりました。私は医師になり、専門を決める際にカテーテル治療と出合い、その価値を知ってたちまち夢中になりました。一生懸命技術を高め、多くの救命を行ってきました。

しかし次第に、私の心には一つの思いが芽生えました。

「命を救う治療はもちろん大切。でも、病気を再発させないためには、どうすればいいのだろうか」

なぜなら、救急カテーテルにより一命を取り留めた患者が病気を再発させ、再び病院へ運び込まれるケースが非常に多かったからです。せっかく助かった命が、なぜ、また危険にさらされてしまうのだろうか――そんな悩みを抱えていたとき、出合ったのが心臓リハビリテーションです。

当時、心臓リハビリを行っている医療機関は今よりもさらに少なく、患者やその家族だけでなく、医師でさえ、心臓リハビリについて知っている人はほとんどいませんでした。しかし、だからこそ心臓リハビリをたくさんの人に伝え、実践してもらうことに価値があると考え、私は心臓リハビリの設備をそろえたクリニックを開院することを決意しました。これまで私が勤めてきた総合病院とはまったく正反対の、地域密着型の小さなクリニックです。これまでは大きな病院で救命にあたってきましたが、命を救う現場に携わることに大きな意義を感じながら、その一方で、もっと患者一人ひとりと長く付き合い、予後もしっかり見続けていきたいという思いもありました。そこでこの地に根差し、地域の人たちの健康に関わっていきたいとの思いから、現在のクリニックを開院することに至ったのです。

開院して間もない頃は、心臓リハビリの意義や目的を患者やその家族に伝えるのがとても大変でした。心疾患を患ったのに、本当に運動していいのか、安静にしていなくていいのかと不安を感じる人も多くいましたし、心臓リハビリで本当に再発が予防できるのかと、疑問を感じる人も少なくありませんでした。

しかし少しずつ、心臓リハビリに参加する人が増え、患者同士の輪が広がっていくにつれ、地域の高齢者から「自分も心臓リハビリに参加してみたい」「参加するのに資格はあるのか」と問い合わせをいただくようになりました。

同時に、同じエリアで地域医療に関わる医療機関のなかにも、心臓リハビリに着手するところが出始め、時には遠方の医療機関から心臓リハビリを開始したいのだけど、見学させてもらえないかと、見学の依頼を受けることもありました。

さらに現在では、近隣の基幹病院の医師たちとも連携を取り始め、患者の受け渡しがスムーズに進むよう、定期的に連携の会を開催するようになりました。今、日本が大きな課題としている病診連携が着実に実現しつつあるのです。まだ構想段階ではありますが、治療からリハビリまでを一貫した流れのなかでマネジメントできる方法を考案し、現在、着々と準備を進めています。

　私のクリニックがある大阪の中河内《なかかわち》地域では、地域連携の一環として講演会で心臓リハビリについて話したり、新たに心臓リハビリが受けられる拠点として分院を開設したりと、心臓リハビリの普及のための活動を進めています。

　残念ながら、いまだ日本における心臓リハビリの認知度は低く、医師など医療に携わる専門職でさえ、心臓リハビリの価値や意義に気づいていない、あるいは、そもそも関心をもっていない人が少なくありません。しかし、今後世界に例を見ないスピードで超高齢化が進んでいく日本において、心臓リハビリが重要になることは間違いありません。なぜなら心臓リハビリは、心疾患の再発を予防するとともに、高齢者が悩みがちな筋力の衰えや運動能力の低下、引きこもり、うつなどさまざまな症状を改善へ導き、さらに、同じ疾患を抱える仲間とのつながりを育てたり、指導するスタッフとの関係性を育んだり、患者の人生をより豊かなものにするために多くの効果をもたらすからです。

　心臓リハビリは運動だけでなく、食、睡眠、メンタル面などさまざまな側面に関わる包括的プログラムであり、だからこそ、その人のＱＯＬを向上させることができます。私たちのクリニックで心臓リハビリを受けている人が、いきいきと街を闊歩し、趣味や仕事に打ち込む姿を示してくれれば、自ずと心臓リハビリに対する社会の注目は高まってくると考えています。

　そうした輪が同心円状に広がっていき、心身ともに健康な高齢者が日本全国で活躍できるようになれば、真の意味での健康長寿社会が実現できるだろうと考えています。ただ寿命が長いだけでなく、本当に幸せな人生１００年時代を築くために、心臓リハビリに対して多くの医師や患者が関心をもち、リハビリを実施する医療機関が少しずつ増えていくことを心より期待しています。

〈著者紹介〉

中村治夫（なかむら はるお）

医療法人治心会なかむらクリニック院長。

2011 年、大阪市立大学医学部卒業。同年 4 月より大阪市立大学医学部附属病院初期臨床研修医として勤務。循環器内科前期研究医を経て、2014 年に医療法人藤井会石切生喜病院へ移り循環器内科医長を務めたのち、2020 年 1 月に大阪府八尾市で医療法人治心会なかむらクリニックを開院。2022 年 8 月には同じく八尾市に分院の志紀なかむらクリニックを開院。心不全に関する正しい知識の提供から、患者一人ひとりに合った心臓リハビリの実施、運動療法をはじめとした生活指導まで幅広く対応。心臓リハビリの重要性を伝えつつ、再発率が高い心不全の再発防止サポートに尽力している。

本書についての
ご意見・ご感想はコチラ

心不全の再発を防ぐ

心臓リハビリテーション

2023年4月28日　第1刷発行

著　者　　中村治夫
発行人　　久保田貴幸

発行元　　株式会社 幻冬舎メディアコンサルティング
〒151-0051　東京都渋谷区千駄ヶ谷4-9-7
電話　03-5411-6440（編集）

発売元　　株式会社 幻冬舎
〒151-0051　東京都渋谷区千駄ヶ谷4-9-7
電話　03-5411-6222（営業）

印刷・製本　中央精版印刷株式会社
装　丁　　弓田和則
装　画　　橋本沙和

検印廃止

Printed in Japan
ISBN 978-4-344-94478-7 C0047
幻冬舎メディアコンサルティングＨＰ
https://www.gentosha-mc.com/